# Fastentagebuch

## BEGLEITTAGEBUCH FÜR DIE NÖTIGE MOTIVATION UND UNTERSTÜTZUNG BEIM FASTEN

### Haftungsausschluss

# Nährwertliste

<table>
<tr><th colspan="5">GEMÜSE UND HÜLSENFRÜCHTE</th><th colspan="5">OBST UND OBSTPRODUKTE</th></tr>
<tr><th>Lebensmittel (100)g</th><th>KH</th><th>PRO</th><th>FETT</th><th>KCAL</th><th>Lebensmittel (100)g</th><th>KH</th><th>PRO</th><th>FETT</th><th>KCAL</th></tr>
<tr><td>Steinpilze</td><td>0,5</td><td>3,6</td><td>0,4</td><td>32</td><td>Pfirsich</td><td>10</td><td>0,5</td><td>0,2</td><td>48</td></tr>
<tr><td>Chicorée</td><td>0,7</td><td>1</td><td>0,2</td><td>14</td><td>Mandarine</td><td>10</td><td>0,7</td><td>0,2</td><td>47</td></tr>
<tr><td>Tofu</td><td>0,7</td><td>8,1</td><td>4,8</td><td>81</td><td>Aprikose</td><td>10</td><td>0,8</td><td>0,1</td><td>48</td></tr>
<tr><td>Spinat</td><td>0,8</td><td>2,7</td><td>0,4</td><td>23</td><td>Kiwi</td><td>9,9</td><td>1,1</td><td>0,6</td><td>54</td></tr>
<tr><td>Champignons</td><td>1,1</td><td>2,9</td><td>0,3</td><td>22</td><td>Pflaume</td><td>8,8</td><td>0,6</td><td>0,1</td><td>43</td></tr>
<tr><td>Chinakohl</td><td>1,2</td><td>1,1</td><td>0,3</td><td>16</td><td>Orange</td><td>8,6</td><td>1</td><td>0,2</td><td>44</td></tr>
<tr><td>Stangensellerie</td><td>1,5</td><td>0,9</td><td>0,1</td><td>14</td><td>Honigmelone</td><td>8</td><td>0,7</td><td>0,1</td><td>38</td></tr>
<tr><td>Sauerkraut</td><td>1,7</td><td>1,3</td><td>0,3</td><td>19</td><td>Holunderbeere</td><td>7,4</td><td>2,5</td><td>0,5</td><td>52</td></tr>
<tr><td>Gurke</td><td>2</td><td>0,7</td><td>0,1</td><td>13</td><td>Preiselbeere</td><td>7,1</td><td>0,3</td><td>0,5</td><td>40</td></tr>
<tr><td>Zucchini</td><td>2</td><td>1,8</td><td>0,2</td><td>19</td><td>Himbeere</td><td>7</td><td>1,2</td><td>0,6</td><td>52</td></tr>
<tr><td>Blumenkohl</td><td>2,3</td><td>2,4</td><td>0,3</td><td>26</td><td>Erdbeere</td><td>7</td><td>0,7</td><td>0,5</td><td>40</td></tr>
<tr><td>Brokkoli</td><td>2,4</td><td>3</td><td>0,4</td><td>31</td><td>Wassermelone</td><td>6,3</td><td>0,5</td><td>0,3</td><td>30</td></tr>
<tr><td>Paprika</td><td>2,6</td><td>0,8</td><td>0,3</td><td>20</td><td>Quitten</td><td>6,3</td><td>0,3</td><td>0,2</td><td>41</td></tr>
<tr><td>Aubergine</td><td>3,1</td><td>1</td><td>0,2</td><td>23</td><td>Brombeere</td><td>6,2</td><td>1</td><td>0,4</td><td>44</td></tr>
<tr><td>Tomate</td><td>3,2</td><td>0,8</td><td>0,3</td><td>21</td><td>Johannisbeere</td><td>5</td><td>1,1</td><td>0,5</td><td>45</td></tr>
<tr><td>Spargel</td><td>3,3</td><td>2,2</td><td>0,2</td><td>27</td><td>Zitrone</td><td>2,9</td><td>0,8</td><td>0,4</td><td>22</td></tr>
<tr><td>Rotkohl</td><td>4</td><td>1,4</td><td>0,3</td><td>30</td><td>Rhabarber</td><td>1</td><td>0,6</td><td>0,1</td><td>12</td></tr>
<tr><td>Kürbis</td><td>4,5</td><td>0,6</td><td>0,1</td><td>23</td><td>Avocado</td><td>0,8</td><td>1,8</td><td>14,2</td><td>144</td></tr>
<tr><td>Sojasprossen</td><td>4,7</td><td>5,5</td><td>1</td><td>55</td><td>Oliven</td><td>0</td><td>1,3</td><td>12,5</td><td>126</td></tr>
<tr><td>Zwiebel</td><td>7</td><td>1,3</td><td>0,2</td><td>39</td><td></td><td></td><td></td><td></td><td></td></tr>
</table>

# FISCH UND MEERESFRÜCHTE

| Lebensmittel (100)g | KH | PRO | FETT | KCAL |
|---|---|---|---|---|
| Fisch | 0 | 20,2 | 6,2 | 137 |
| Scampi | 0,8 | 19,6 | 1,3 | 93 |
| Garnelen | 1,2 | 11,4 | 0,6 | 56 |
| Kalmar | 2,3 | 16 | 1,1 | 83 |
| Miesmuscheln | 3,4 | 11,7 | 2,7 | 85 |
| | | | | |
| | | | | |
| | | | | |

# NÜSSE UND SAMEN

| Lebensmittel (100)g | KH | PRO | FETT | KCAL |
|---|---|---|---|---|
| Paranüsse | 3,2 | 16,6 | 66,5 | 692 |
| Mandeln | 4 | 21,2 | 49,9 | 576 |
| Kürbiskerne | 4,7 | 32,6 | 49,1 | 603 |
| Kokosraspeln | 6,4 | 6,2 | 63,3 | 660 |
| Haselnüsse | 6,9 | 15,2 | 59,5 | 643 |
| Walnüsse | 7 | 15,9 | 70,8 | 742 |
| | | | | |
| | | | | |
| | | | | |

# FLEISCH, EIER UND WURST

| Lebensmittel (100)g | KH | PRO | FETT | KCAL |
|---|---|---|---|---|
| Fleisch | 0 | 21,5 | 6,6 | 145 |
| Hühnerei | 0,3 | 11,9 | 10,3 | 142 |
| Rohschinken | 0,3 | 31 | 11,5 | 229 |
| Trockenfleisch | 0,4 | 39,3 | 3,5 | 190 |
| Vorderschinken | 0,4 | 18,6 | 3,3 | 106 |
| Leberwurst | 0,5 | 20,8 | 22,9 | 292 |
| Kochspeck | 0,6 | 17,8 | 27,6 | 322 |
| Aufschnitt | 0,7 | 14,1 | 25,5 | 289 |
| Mortadella | 0,8 | 15,7 | 26,6 | 305 |
| Fleischkäse | 1,4 | 12,5 | 22,3 | 256 |
| Leber | 2,8 | 17,8 | 15,9 | 226 |
| | | | | |
| | | | | |
| | | | | |

# MILCHPRODUKTE

| Lebensmittel (100)g | KH | PRO | FETT | KCAL |
|---|---|---|---|---|
| Vollmilch | 4,6 | 3,3 | 3,4 | 62 |
| Naturjoghurt | 4,5 | 4 | 3,6 | 66 |
| Magerquark | 4,2 | 10,8 | 0,2 | 62 |
| Buttermilch | 4 | 3,2 | 0,5 | 33 |
| Sahne | 3,1 | 2 | 34,8 | 334 |
| Hüttenkäse | 2,4 | 12,7 | 4,5 | 101 |
| Schafskäse | 1,5 | 17 | 18,8 | 243 |
| Mozzarella | 0,7 | 18,7 | 19,5 | 253 |
| Weichkäse | 0 | 19,3 | 27,4 | 324 |
| Schmelzkäse | 0 | 16 | 21,2 | 255 |
| Hartkäse | 0 | 27,2 | 32,1 | 400 |
| | | | | |
| | | | | |
| | | | | |

# Ein paar Worte zum Start

## MOTIVATION NICHT ZU FRÜH VERLIEREN - GEDULD ZAHLT SICH AUS

Fasten ist eine starke Umstellung für den Körper und diese Umstellung braucht eine gute Vorbereitung für die nächsten Tage oder Wochen. Reduzieren Sie am besten bereits vor Beginn des Fastens den Konsum von Alkohol, Koffein und Nikotin und versuchen Sie, leichte und gut verträgliche Gerichte ohne tierisches Eiweiß zu sich zu nehmen, damit der Körper nicht zu sehr unter der drastischen Veränderung leidet.

Auch die mentale Einstimmung ist sehr wichtig. Informieren Sie sich vorab über die positiven Auswirkungen des Fastens und was Fasten genau im Körper bewirkt. Der Ausgleich und die Verbesserung des seelischen Befindens sowie die Verbesserung des allgemeinen Wohlbefindens und die Schärfung der Sinne (Geschmack und Geruch) sind nur einige wenige Beispiele für die zahlreichen positiven Wirkungen auf unsere Gesundheit.

## EINE GUTE VORBEREITUNG IST DIE HALBE MIETE

Bereiten Sie Ihre Fastentage gut vor. Schaffen Sie mögliche Versuchungen aus dem Weg, damit der Beginn nicht schwerer wird als nötig. Durch die Entlastung des Körpers kann es zu Fasten-Begleiterscheinungen wie etwa Kopfschmerzen, Müdigkeit, Frieren oder verminderter Leistungsfähigkeit kommen. Meiden Sie daher Stresssituationen, erledigen Sie Verpflichtungen und Termine wenn möglich rechtzeitig vorher.

## IM VERLAUF DES BUCHES GIBT ES IMMER WIEDER TIPPS ZUM DURCHHALTEN

In den markierten Tagen 7, 21 und 29 gibt es etwas Motivation - sollten Sie an sich verzweifeln, blättern Sie kurz dorthin um ein paar Tipps und Tricks zum leichteren Durchhalten zu bekommen.

# Mein Fastenkalender
## zum Ankreuzen

WOCHE 1   1   2   3   4   5   6   7

WOCHE 2   8   9   10   11   12   13   14

Wenn der Plan nicht funktioniert, dann ändere den Plan - aber niemals das Ziel.

WOCHE 3   15   16   17   18   19   20   21

WOCHE 4   22   23   24   25   26   27   28

Wer will, findet Wege. Wer nicht will - findet Gründe.

WOCHE 5   29   30   31   32   33   34   35

WOCHE 6   36   37   38   39   40

Es ist nicht wichtig, wie groß der erste Schritt ist, sondern in welche Richtung er geht.

# Woche 1

## WAS WILL ICH ERREICHEN

## ... GESCHAFFT?

FÜR WELCHE (VERMEINTLICHEN) FEHLER, DIE ICH IN MEINEM LEBEN GEMACHT HABE, BIN ICH IM NACHHINEIN DANKBAR?

Reich wird man erst durch
Dinge, die man nicht begehrt.

## MEINE MOTIVATION

## ETWAS BESONDERES

# ESSENSPLAN:

Mo

Di

Mi

Do

Fr

Sa

So

# EINKAUFSLISTE:

Wenn Du etwas haben willst, was Du noch nie hattest,
musst Du dafür etwas tun, was Du noch nie getan hast.

# Tag 1

| Frühstück: | KCAL | KH | EW | FETT |
|---|---|---|---|---|
| | | | | |
| | | | | |
| | | | | |
| | | | | |
| Gesamt: | | | | |

| Mittagessen: | KCAL | KH | EW | FETT |
|---|---|---|---|---|
| | | | | |
| | | | | |
| | | | | |
| | | | | |
| | | | | |
| | | | | |
| Gesamt: | | | | |

| Snacks: | KCAL | KH | EW | FETT |
|---|---|---|---|---|
| | | | | |
| | | | | |
| Gesamt: | | | | |

| Abendessen: | KCAL | KH | EW | FETT |
|---|---|---|---|---|
| | | | | |
| | | | | |
| | | | | |
| | | | | |
| | | | | |
| Gesamt: | | | | |
| TAG Gesamt: | | | | |

6:00 · 7:00 · 8:00 · 9:00 · 10:00 · 11:00 · 12:00 · 13:00 · 14:00 · 15:00 · 16:00 · 17:00 · 18:00 · 19:00 · 20:00 · 21:00 · 22:00

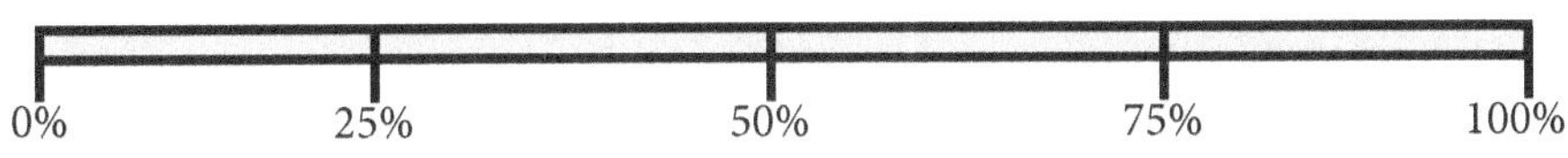



| BEWEGUNG/GEIST/SEELE: | SET / REPS / DISTANZ | DAUER |
|---|---|---|
| | | |
| | | |
| | | |
| | | |
| | | |
| | | |
| | | |
| | | |
| | | |

## DAS LIEF HEUTE GUT:

## DAS KÖNNTE BESSER GEHEN:

## NOTIZEN ZUM TAG:

# Tag 2

| | | 6:00 |
|---|---|---|

<table>
<tr><td>Frühstück:</td><td>KCAL</td><td>KH</td><td>EW</td><td>FETT</td></tr>
<tr><td>..................</td><td>..............</td><td>..............</td><td>..............</td><td>..............</td></tr>
<tr><td>..................</td><td>..............</td><td>..............</td><td>..............</td><td>..............</td></tr>
<tr><td>..................</td><td>..............</td><td>..............</td><td>..............</td><td>..............</td></tr>
<tr><td>..................</td><td>..............</td><td>..............</td><td>..............</td><td>..............</td></tr>
<tr><td>Gesamt:</td><td>..............</td><td>..............</td><td>..............</td><td>..............</td></tr>
</table>

<table>
<tr><td>Mittagessen:</td><td>KCAL</td><td>KH</td><td>EW</td><td>FETT</td></tr>
<tr><td>..................</td><td>..............</td><td>..............</td><td>..............</td><td>..............</td></tr>
<tr><td>..................</td><td>..............</td><td>..............</td><td>..............</td><td>..............</td></tr>
<tr><td>..................</td><td>..............</td><td>..............</td><td>..............</td><td>..............</td></tr>
<tr><td>..................</td><td>..............</td><td>..............</td><td>..............</td><td>..............</td></tr>
<tr><td>..................</td><td>..............</td><td>..............</td><td>..............</td><td>..............</td></tr>
<tr><td>..................</td><td>..............</td><td>..............</td><td>..............</td><td>..............</td></tr>
<tr><td>Gesamt:</td><td>..............</td><td>..............</td><td>..............</td><td>..............</td></tr>
</table>

<table>
<tr><td>Snacks:</td><td>KCAL</td><td>KH</td><td>EW</td><td>FETT</td></tr>
<tr><td>..................</td><td>..............</td><td>..............</td><td>..............</td><td>..............</td></tr>
<tr><td>..................</td><td>..............</td><td>..............</td><td>..............</td><td>..............</td></tr>
<tr><td>Gesamt:</td><td>..............</td><td>..............</td><td>..............</td><td>..............</td></tr>
</table>

<table>
<tr><td>Abendessen:</td><td>KCAL</td><td>KH</td><td>EW</td><td>FETT</td></tr>
<tr><td>..................</td><td>..............</td><td>..............</td><td>..............</td><td>..............</td></tr>
<tr><td>..................</td><td>..............</td><td>..............</td><td>..............</td><td>..............</td></tr>
<tr><td>..................</td><td>..............</td><td>..............</td><td>..............</td><td>..............</td></tr>
<tr><td>..................</td><td>..............</td><td>..............</td><td>..............</td><td>..............</td></tr>
<tr><td>..................</td><td>..............</td><td>..............</td><td>..............</td><td>..............</td></tr>
<tr><td>Gesamt:</td><td>..............</td><td>..............</td><td>..............</td><td>..............</td></tr>
<tr><td>TAG Gesamt:</td><td>..............</td><td>..............</td><td>..............</td><td>..............</td></tr>
</table>

6:00 — 7:00 — 8:00 — 9:00 — 10:00 — 11:00 — 12:00 — 13:00 — 14:00 — 15:00 — 16:00 — 17:00 — 18:00 — 19:00 — 20:00 — 21:00 — 22:00

# SO ZUFRIEDEN BIN ICH HEUTE

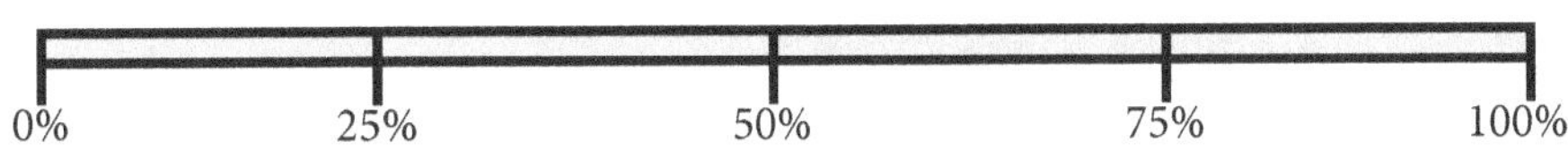

0%    25%    50%    75%    100%

| BEWEGUNG/GEIST/SEELE: | SET / REPS / DISTANZ | DAUER |
| --- | --- | --- |
| | | |
| | | |
| | | |
| | | |
| | | |
| | | |
| | | |
| | | |

## DAS LIEF HEUTE GUT:

## DAS KÖNNTE BESSER GEHEN:

## NOTIZEN ZUM TAG:

# Tag 3

6:00 · 7:00 · 8:00 · 9:00 · 10:00 · 11:00 · 12:00 · 13:00 · 14:00 · 15:00 · 16:00 · 17:00 · 18:00 · 19:00 · 20:00 · 21:00 · 22:00

| Frühstück: | KCAL | KH | EW | FETT |
|---|---|---|---|---|
| ................................ | ............. | ............. | ............. | ............. |
| ................................ | ............. | ............. | ............. | ............. |
| ................................ | ............. | ............. | ............. | ............. |
| ................................ | ............. | ............. | ............. | ............. |
| ................................ | ............. | ............. | ............. | ............. |
| Gesamt: | ............. | ............. | ............. | ............. |

| Mittagessen: | KCAL | KH | EW | FETT |
|---|---|---|---|---|
| ................................ | ............. | ............. | ............. | ............. |
| ................................ | ............. | ............. | ............. | ............. |
| ................................ | ............. | ............. | ............. | ............. |
| ................................ | ............. | ............. | ............. | ............. |
| ................................ | ............. | ............. | ............. | ............. |
| ................................ | ............. | ............. | ............. | ............. |
| ................................ | ............. | ............. | ............. | ............. |
| ................................ | ............. | ............. | ............. | ............. |
| Gesamt: | ............. | ............. | ............. | ............. |

| Snacks: | KCAL | KH | EW | FETT |
|---|---|---|---|---|
| ................................ | ............. | ............. | ............. | ............. |
| ................................ | ............. | ............. | ............. | ............. |
| ................................ | ............. | ............. | ............. | ............. |
| Gesamt: | ............. | ............. | ............. | ............. |

| Abendessen: | KCAL | KH | EW | FETT |
|---|---|---|---|---|
| ................................ | ............. | ............. | ............. | ............. |
| ................................ | ............. | ............. | ............. | ............. |
| ................................ | ............. | ............. | ............. | ............. |
| ................................ | ............. | ............. | ............. | ............. |
| ................................ | ............. | ............. | ............. | ............. |
| ................................ | ............. | ............. | ............. | ............. |
| ................................ | ............. | ............. | ............. | ............. |
| Gesamt: | ............. | ............. | ............. | ............. |
| TAG Gesamt: | ............. | ............. | ............. | ............. |

# SO ZUFRIEDEN BIN ICH HEUTE

0%        25%        50%        75%        100%

## BEWEGUNG/GEIST/SEELE:

| BEWEGUNG/GEIST/SEELE: | SET / REPS / DISTANZ | DAUER |
|---|---|---|
| | | |
| | | |
| | | |
| | | |
| | | |
| | | |
| | | |
| | | |
| | | |

## DAS LIEF HEUTE GUT:

## DAS KÖNNTE BESSER GEHEN:

## NOTIZEN ZUM TAG:

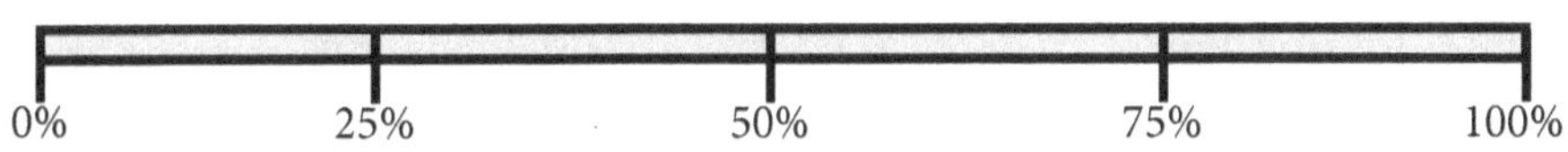

# Tag 4

| | | 6:00 |
|---|---|---|

**Frühstück:**

| | KCAL | KH | EW | FETT |
|---|---|---|---|---|
| | | | | |
| | | | | |
| | | | | |
| | | | | |
| **Gesamt:** | | | | |

**Mittagessen:**

| | KCAL | KH | EW | FETT |
|---|---|---|---|---|
| | | | | |
| | | | | |
| | | | | |
| | | | | |
| | | | | |
| **Gesamt:** | | | | |

**Snacks:**

| | KCAL | KH | EW | FETT |
|---|---|---|---|---|
| | | | | |
| | | | | |
| **Gesamt:** | | | | |

**Abendessen:**

| | KCAL | KH | EW | FETT |
|---|---|---|---|---|
| | | | | |
| | | | | |
| | | | | |
| | | | | |
| | | | | |
| **Gesamt:** | | | | |
| **TAG Gesamt:** | | | | |

Zeitleiste: 6:00 · 7:00 · 8:00 · 9:00 · 10:00 · 11:00 · 12:00 · 13:00 · 14:00 · 15:00 · 16:00 · 17:00 · 18:00 · 19:00 · 20:00 · 21:00 · 22:00

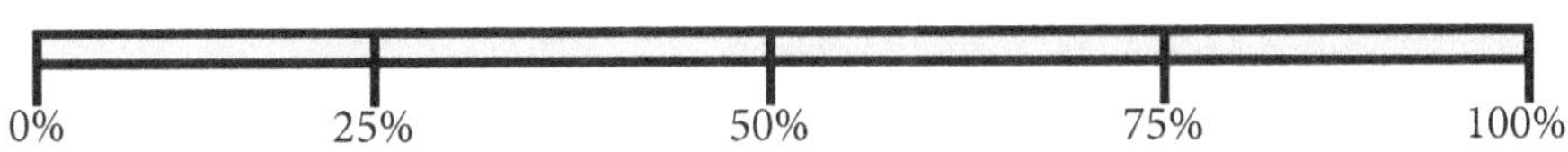

# SO ZUFRIEDEN BIN ICH HEUTE

0%     25%     50%     75%     100%

| BEWEGUNG/GEIST/SEELE: | SET / REPS / DISTANZ | DAUER |
| --- | --- | --- |
| | | |
| | | |
| | | |
| | | |
| | | |
| | | |
| | | |
| | | |

## DAS LIEF HEUTE GUT:

## DAS KÖNNTE BESSER GEHEN:

## NOTIZEN ZUM TAG:

# Tag 5

| | | KCAL | KH | EW | FETT |
|---|---|---|---|---|---|
| 6:00 | **Frühstück:** | | | | |
| 7:00 | ............... | ............... | ............... | ............... | ............... |
| | ............... | ............... | ............... | ............... | ............... |
| 8:00 | ............... | ............... | ............... | ............... | ............... |
| | ............... | ............... | ............... | ............... | ............... |
| 9:00 | ............... | ............... | ............... | ............... | ............... |
| | **Gesamt:** | ............... | ............... | ............... | ............... |

| | | KCAL | KH | EW | FETT |
|---|---|---|---|---|---|
| 10:00 | **Mittagessen:** | | | | |
| | ............... | ............... | ............... | ............... | ............... |
| 11:00 | ............... | ............... | ............... | ............... | ............... |
| | ............... | ............... | ............... | ............... | ............... |
| 12:00 | ............... | ............... | ............... | ............... | ............... |
| | ............... | ............... | ............... | ............... | ............... |
| 13:00 | ............... | ............... | ............... | ............... | ............... |
| | ............... | ............... | ............... | ............... | ............... |
| 14:00 | ............... | ............... | ............... | ............... | ............... |
| | **Gesamt:** | ............... | ............... | ............... | ............... |

| | | KCAL | KH | EW | FETT |
|---|---|---|---|---|---|
| 15:00 | **Snacks:** | | | | |
| | ............... | ............... | ............... | ............... | ............... |
| 16:00 | ............... | ............... | ............... | ............... | ............... |
| | ............... | ............... | ............... | ............... | ............... |
| 17:00 | **Gesamt:** | ............... | ............... | ............... | ............... |

| | | KCAL | KH | EW | FETT |
|---|---|---|---|---|---|
| | **Abendessen:** | | | | |
| 18:00 | ............... | ............... | ............... | ............... | ............... |
| | ............... | ............... | ............... | ............... | ............... |
| 19:00 | ............... | ............... | ............... | ............... | ............... |
| | ............... | ............... | ............... | ............... | ............... |
| 20:00 | ............... | ............... | ............... | ............... | ............... |
| | ............... | ............... | ............... | ............... | ............... |
| 21:00 | ............... | ............... | ............... | ............... | ............... |
| | **Gesamt:** | ............... | ............... | ............... | ............... |
| | **TAG Gesamt:** | ............... | ............... | ............... | ............... |
| 22:00 | | | | | |

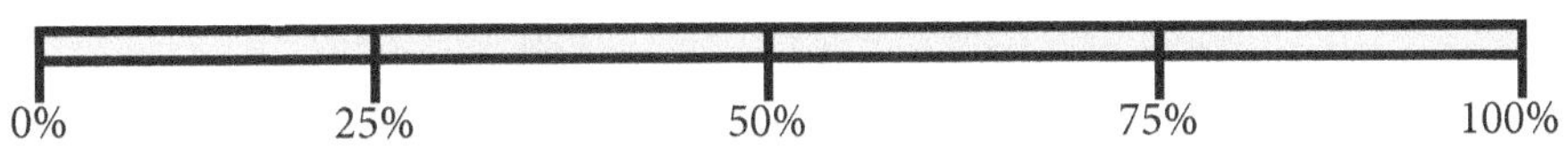

0%     25%     50%     75%     100%

| BEWEGUNG/GEIST/SEELE: | SET / REPS / DISTANZ | DAUER |
|---|---|---|
| | | |
| | | |
| | | |
| | | |
| | | |
| | | |
| | | |
| | | |

## DAS LIEF HEUTE GUT:

## DAS KÖNNTE BESSER GEHEN:

## NOTIZEN ZUM TAG:

# Tag 6

| Frühstück: | KCAL | KH | EW | FETT |
|---|---|---|---|---|
| | | | | |
| | | | | |
| | | | | |
| | | | | |
| | | | | |
| Gesamt: | | | | |

| Mittagessen: | KCAL | KH | EW | FETT |
|---|---|---|---|---|
| | | | | |
| | | | | |
| | | | | |
| | | | | |
| | | | | |
| | | | | |
| Gesamt: | | | | |

| Snacks: | KCAL | KH | EW | FETT |
|---|---|---|---|---|
| | | | | |
| | | | | |
| | | | | |
| Gesamt: | | | | |

| Abendessen: | KCAL | KH | EW | FETT |
|---|---|---|---|---|
| | | | | |
| | | | | |
| | | | | |
| | | | | |
| | | | | |
| Gesamt: | | | | |
| TAG Gesamt: | | | | |

# SO ZUFRIEDEN BIN ICH HEUTE

0%    25%    50%    75%    100%

## BEWEGUNG/GEIST/SEELE:

| | SET / REPS / DISTANZ | DAUER |
| --- | --- | --- |
| | | |
| | | |
| | | |
| | | |
| | | |
| | | |
| | | |
| | | |

## DAS LIEF HEUTE GUT:

## DAS KÖNNTE BESSER GEHEN:

## NOTIZEN ZUM TAG:

# Tag 7

| | 6:00 |
|---|---|

**Frühstück:**    KCAL    KH    EW    FETT

Gesamt:

**Mittagessen:**    KCAL    KH    EW    FETT

Gesamt:

**Snacks:**    KCAL    KH    EW    FETT

Gesamt:

**Abendessen:**    KCAL    KH    EW    FETT

Gesamt:

TAG Gesamt:

Zeitleiste: 6:00 · 7:00 · 8:00 · 9:00 · 10:00 · 11:00 · 12:00 · 13:00 · 14:00 · 15:00 · 16:00 · 17:00 · 18:00 · 19:00 · 20:00 · 21:00 · 22:00

# SO ZUFRIEDEN BIN ICH HEUTE

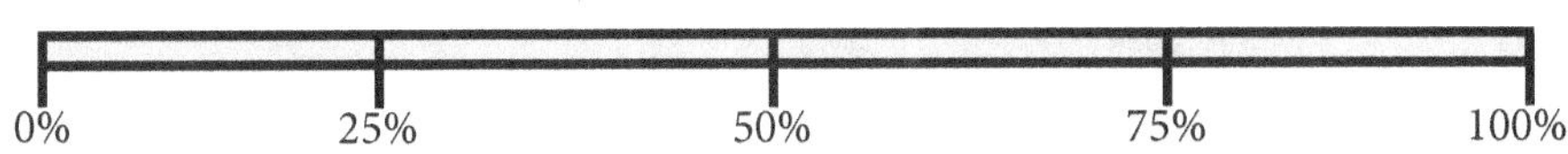


| BEWEGUNG/GEIST/SEELE: | SET / REPS / DISTANZ | DAUER |
| --- | --- | --- |
| | | |
| | | |
| | | |
| | | |
| | | |
| | | |
| | | |
| | | |
| | | |

## DAS LIEF HEUTE GUT:

## DAS KÖNNTE BESSER GEHEN:

## NOTIZEN ZUM TAG:

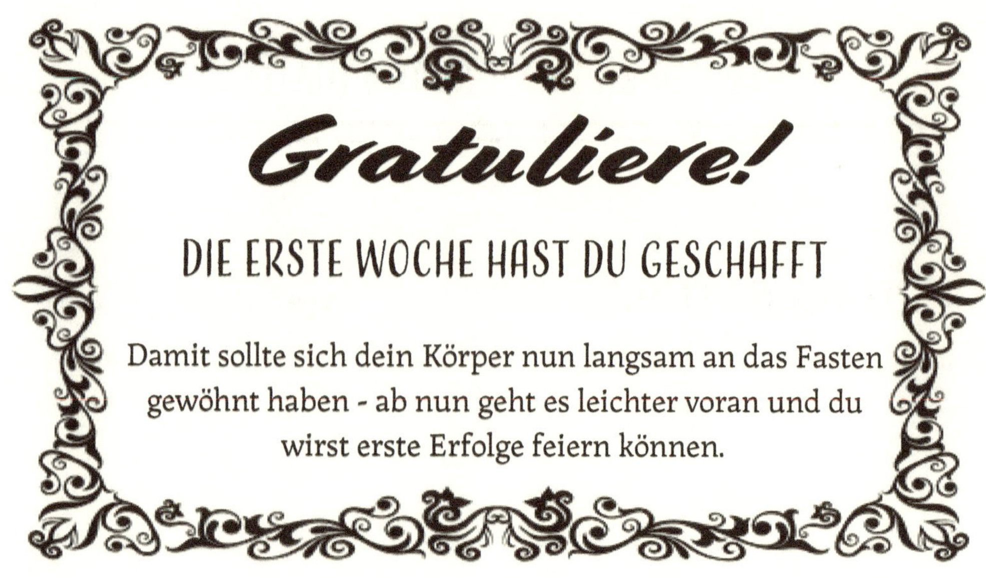



## TIPP NR. 1: ABLENKUNG

Auch wenn zu Beginn der Fastenkur die Gedanken stets um den Verzicht kreisen - lenk dich ab mit Dingen, die dir Spaß bringen. Wer ständig an den Verzicht auf geliebte Leckereien denkt, denkt auch zwangsläufig an das sündige Fastenbrechen. Schnell ist der gute Vorsatz vergessen, die Motivation vergessen und der Heißhunger treibt einen zum Kühlschrank.

Bevor man in alte Gewohnheiten verfällt, sollte man sich neue Gewohnheiten schaffen die einen glücklich machen. Ein neues Hobby zum Beispiel lässt sich wunderbar mit Fasten kombinieren. Man muss sich nicht mit Kochen und Essen beschäftigen oder trösten - Zeichnen, Handwerken, Gartenarbeit oder auch ein Haustier beschäftigen und machen Freude. Körperliche Aktivität durch Spaziergänge mit dem Hund oder Erfolgserlebnisse durch das Restaurieren eines alten Möbelstücks - Hobbies setzen Glückshormone frei und kurbeln letztendlich den Stoffwechsel an.

Probiere doch mal ein neues Hobby aus und fördere damit deine Motivation - du wirst merken, Heißhunger und kreisende Gedanken haben zukünftig keinen Platz mehr.

So war die erste Woche:

..................................................................................................

..................................................................................................

..................................................................................................

..................................................................................................

..................................................................................................

..................................................................................................

..................................................................................................

..................................................................................................

..................................................................................................

..................................................................................................

..................................................................................................

..................................................................................................

..................................................................................................

..................................................................................................

..................................................................................................

..................................................................................................

Platz für ein Foto

# Woche 2

## WAS WILL ICH ERREICHEN

## ... GESCHAFFT?

## WAS WÜRDE ICH SOFORT TUN, WENN ICH KEINE ANGST VOR FEHLERN HATTE?

Der Kopf ist rund, damit das Denken die Richtung ändern kann.

## MEINE MOTIVATION

## ETWAS BESONDERES

# ESSENSPLAN:

Mo

Di

Mi

Do

Fr

Sa

So

## EINKAUFSLISTE:

Vergiss alle Gründe, weshalb du scheitern könntest und konzentriere dich auf den Grund, warum du es schaffen kannst.

# Tag 8

**Frühstück:**

| | KCAL | KH | EW | FETT |
|---|---|---|---|---|
| | | | | |
| | | | | |
| | | | | |
| | | | | |
| Gesamt: | | | | |

**Mittagessen:**

| | KCAL | KH | EW | FETT |
|---|---|---|---|---|
| | | | | |
| | | | | |
| | | | | |
| | | | | |
| | | | | |
| | | | | |
| Gesamt: | | | | |

**Snacks:**

| | KCAL | KH | EW | FETT |
|---|---|---|---|---|
| | | | | |
| | | | | |
| Gesamt: | | | | |

**Abendessen:**

| | KCAL | KH | EW | FETT |
|---|---|---|---|---|
| | | | | |
| | | | | |
| | | | | |
| | | | | |
| | | | | |
| Gesamt: | | | | |
| TAG Gesamt: | | | | |

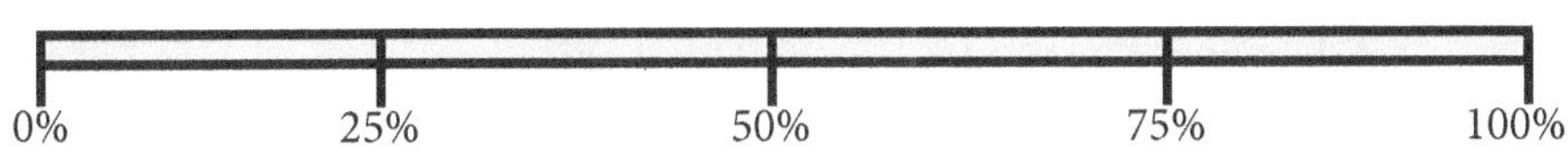

# SO ZUFRIEDEN BIN ICH HEUTE

0%     25%     50%     75%     100%

| BEWEGUNG/GEIST/SEELE: | SET / REPS / DISTANZ | DAUER |
|---|---|---|
| | | |
| | | |
| | | |
| | | |
| | | |
| | | |
| | | |
| | | |

## DAS LIEF HEUTE GUT:

## DAS KÖNNTE BESSER GEHEN:

## NOTIZEN ZUM TAG:

# Tag 9

| | KCAL | KH | EW | FETT |
|---|---|---|---|---|
| **Frühstück:** | | | | |
| ............... | ............... | ............... | ............... | ............... |
| ............... | ............... | ............... | ............... | ............... |
| ............... | ............... | ............... | ............... | ............... |
| ............... | ............... | ............... | ............... | ............... |
| ............... | ............... | ............... | ............... | ............... |
| Gesamt: | ............... | ............... | ............... | ............... |

| | KCAL | KH | EW | FETT |
|---|---|---|---|---|
| **Mittagessen:** | | | | |
| ............... | ............... | ............... | ............... | ............... |
| ............... | ............... | ............... | ............... | ............... |
| ............... | ............... | ............... | ............... | ............... |
| ............... | ............... | ............... | ............... | ............... |
| ............... | ............... | ............... | ............... | ............... |
| ............... | ............... | ............... | ............... | ............... |
| ............... | ............... | ............... | ............... | ............... |
| Gesamt: | ............... | ............... | ............... | ............... |

| | KCAL | KH | EW | FETT |
|---|---|---|---|---|
| **Snacks:** | | | | |
| ............... | ............... | ............... | ............... | ............... |
| ............... | ............... | ............... | ............... | ............... |
| ............... | ............... | ............... | ............... | ............... |
| Gesamt: | ............... | ............... | ............... | ............... |

| | KCAL | KH | EW | FETT |
|---|---|---|---|---|
| **Abendessen:** | | | | |
| ............... | ............... | ............... | ............... | ............... |
| ............... | ............... | ............... | ............... | ............... |
| ............... | ............... | ............... | ............... | ............... |
| ............... | ............... | ............... | ............... | ............... |
| ............... | ............... | ............... | ............... | ............... |
| Gesamt: | ............... | ............... | ............... | ............... |
| TAG Gesamt: | ............... | ............... | ............... | ............... |

6:00 · 7:00 · 8:00 · 9:00 · 10:00 · 11:00 · 12:00 · 13:00 · 14:00 · 15:00 · 16:00 · 17:00 · 18:00 · 19:00 · 20:00 · 21:00 · 22:00

# SO ZUFRIEDEN BIN ICH HEUTE

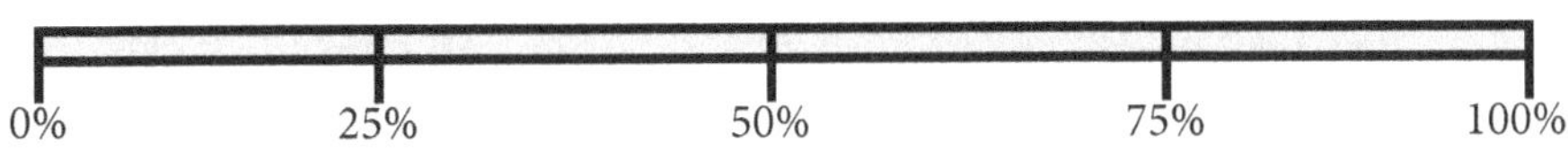

0%    25%    50%    75%    100%

## BEWEGUNG/GEIST/SEELE:

| | SET / REPS / DISTANZ | DAUER |
|---|---|---|
| | | |
| | | |
| | | |
| | | |
| | | |
| | | |
| | | |
| | | |
| | | |

## DAS LIEF HEUTE GUT:

## DAS KÖNNTE BESSER GEHEN:

## NOTIZEN ZUM TAG:

# Tag 10

6:00

**Frühstück:**      KCAL     KH     EW     FETT

7:00

8:00

9:00

**Gesamt:**

10:00

**Mittagessen:**      KCAL     KH     EW     FETT

11:00

12:00

13:00

14:00

**Gesamt:**

15:00

**Snacks:**      KCAL     KH     EW     FETT

16:00

**Gesamt:**

17:00

**Abendessen:**      KCAL     KH     EW     FETT

18:00

19:00

20:00

21:00

**Gesamt:**

**TAG Gesamt:**

22:00

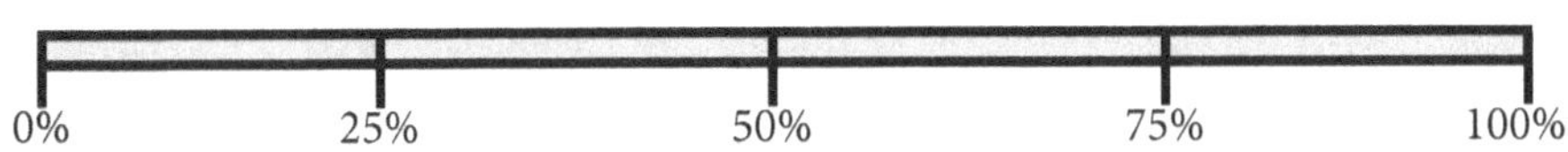

# SO ZUFRIEDEN BIN ICH HEUTE

0%  25%  50%  75%  100%

## BEWEGUNG/GEIST/SEELE:

| | SET / REPS / DISTANZ | DAUER |
|---|---|---|
| | | |
| | | |
| | | |
| | | |
| | | |
| | | |
| | | |
| | | |

## DAS LIEF HEUTE GUT:

## DAS KÖNNTE BESSER GEHEN:

## NOTIZEN ZUM TAG:

# Tag 11

| | KCAL | KH | EW | FETT |
|---|---|---|---|---|
| **6:00** | | | | |
| Frühstück: | | | | |
| 7:00 | | | | |
| | | | | |
| 8:00 | | | | |
| | | | | |
| 9:00 | | | | |
| Gesamt: | | | | |
| **10:00 Mittagessen:** | KCAL | KH | EW | FETT |
| 11:00 | | | | |
| 12:00 | | | | |
| 13:00 | | | | |
| 14:00 | | | | |
| Gesamt: | | | | |
| **15:00 Snacks:** | KCAL | KH | EW | FETT |
| 16:00 | | | | |
| Gesamt: | | | | |
| **17:00 Abendessen:** | KCAL | KH | EW | FETT |
| 18:00 | | | | |
| 19:00 | | | | |
| 20:00 | | | | |
| 21:00 | | | | |
| Gesamt: | | | | |
| TAG Gesamt: | | | | |
| **22:00** | | | | |

# SO ZUFRIEDEN BIN ICH HEUTE

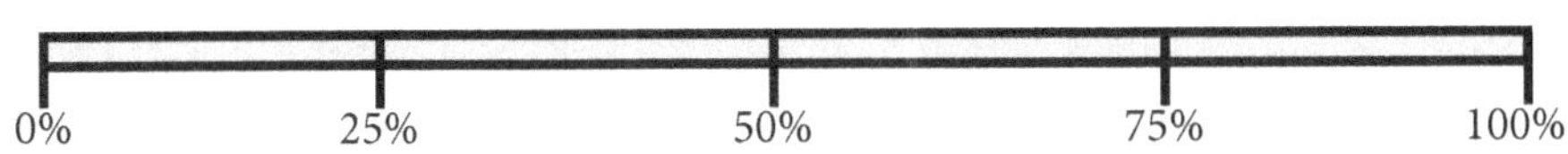



## BEWEGUNG/GEIST/SEELE:

| | SET / REPS / DISTANZ | DAUER |
|---|---|---|

## DAS LIEF HEUTE GUT:

## DAS KÖNNTE BESSER GEHEN:

## NOTIZEN ZUM TAG:

# Tag 12

| Frühstück: | KCAL | KH | EW | FETT |
|---|---|---|---|---|
| ..................... | ............. | ............. | ............. | ............. |
| ..................... | ............. | ............. | ............. | ............. |
| ..................... | ............. | ............. | ............. | ............. |
| ..................... | ............. | ............. | ............. | ............. |
| ..................... | ............. | ............. | ............. | ............. |
| Gesamt: | ............. | ............. | ............. | ............. |

| Mittagessen: | KCAL | KH | EW | FETT |
|---|---|---|---|---|
| ..................... | ............. | ............. | ............. | ............. |
| ..................... | ............. | ............. | ............. | ............. |
| ..................... | ............. | ............. | ............. | ............. |
| ..................... | ............. | ............. | ............. | ............. |
| ..................... | ............. | ............. | ............. | ............. |
| ..................... | ............. | ............. | ............. | ............. |
| ..................... | ............. | ............. | ............. | ............. |
| Gesamt: | ............. | ............. | ............. | ............. |

| Snacks: | KCAL | KH | EW | FETT |
|---|---|---|---|---|
| ..................... | ............. | ............. | ............. | ............. |
| ..................... | ............. | ............. | ............. | ............. |
| ..................... | ............. | ............. | ............. | ............. |
| Gesamt: | ............. | ............. | ............. | ............. |

| Abendessen: | KCAL | KH | EW | FETT |
|---|---|---|---|---|
| ..................... | ............. | ............. | ............. | ............. |
| ..................... | ............. | ............. | ............. | ............. |
| ..................... | ............. | ............. | ............. | ............. |
| ..................... | ............. | ............. | ............. | ............. |
| ..................... | ............. | ............. | ............. | ............. |
| ..................... | ............. | ............. | ............. | ............. |
| Gesamt: | ............. | ............. | ............. | ............. |
| TAG Gesamt: | ............. | ............. | ............. | ............. |

6:00 — 7:00 — 8:00 — 9:00 — 10:00 — 11:00 — 12:00 — 13:00 — 14:00 — 15:00 — 16:00 — 17:00 — 18:00 — 19:00 — 20:00 — 21:00 — 22:00

# SO ZUFRIEDEN BIN ICH HEUTE

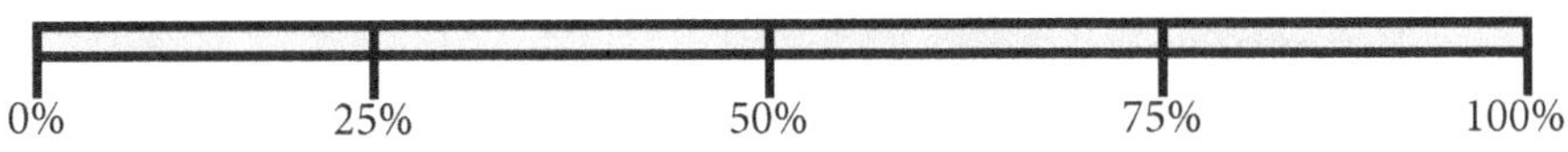

0%    25%    50%    75%    100%

## BEWEGUNG/GEIST/SEELE:

| | SET / REPS / DISTANZ | DAUER |
|---|---|---|

## DAS LIEF HEUTE GUT:

## DAS KÖNNTE BESSER GEHEN:

## NOTIZEN ZUM TAG:

# Tag 13

| Frühstück: | KCAL | KH | EW | FETT |
|---|---|---|---|---|
| | | | | |
| | | | | |
| | | | | |
| | | | | |
| Gesamt: | | | | |

| Mittagessen: | KCAL | KH | EW | FETT |
|---|---|---|---|---|
| | | | | |
| | | | | |
| | | | | |
| | | | | |
| | | | | |
| | | | | |
| Gesamt: | | | | |

| Snacks: | KCAL | KH | EW | FETT |
|---|---|---|---|---|
| | | | | |
| | | | | |
| | | | | |
| Gesamt: | | | | |

| Abendessen: | KCAL | KH | EW | FETT |
|---|---|---|---|---|
| | | | | |
| | | | | |
| | | | | |
| | | | | |
| Gesamt: | | | | |
| TAG Gesamt: | | | | |

6:00
7:00
8:00
9:00
10:00
11:00
12:00
13:00
14:00
15:00
16:00
17:00
18:00
19:00
20:00
21:00
22:00

# SO ZUFRIEDEN BIN ICH HEUTE

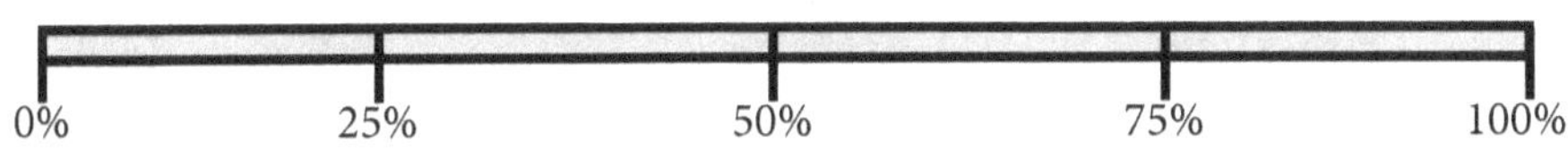



| BEWEGUNG/GEIST/SEELE: | SET / REPS / DISTANZ | DAUER |
| --- | --- | --- |
| | | |
| | | |
| | | |
| | | |
| | | |
| | | |
| | | |
| | | |
| | | |

## DAS LIEF HEUTE GUT:

## DAS KÖNNTE BESSER GEHEN:

## NOTIZEN ZUM TAG:

# Tag 14

| | 6:00 | | | | |

**Frühstück:** | KCAL | KH | EW | FETT

..................... | ............... | ............... | ............... | ...............
..................... | ............... | ............... | ............... | ...............
..................... | ............... | ............... | ............... | ...............
..................... | ............... | ............... | ............... | ...............
..................... | ............... | ............... | ............... | ...............

**Gesamt:** | ............... | ............... | ............... | ...............

**Mittagessen:** | KCAL | KH | EW | FETT

..................... | ............... | ............... | ............... | ...............
..................... | ............... | ............... | ............... | ...............
..................... | ............... | ............... | ............... | ...............
..................... | ............... | ............... | ............... | ...............
..................... | ............... | ............... | ............... | ...............
..................... | ............... | ............... | ............... | ...............

**Gesamt:** | ............... | ............... | ............... | ...............

**Snacks:** | KCAL | KH | EW | FETT

..................... | ............... | ............... | ............... | ...............
..................... | ............... | ............... | ............... | ...............
..................... | ............... | ............... | ............... | ...............

**Gesamt:** | ............... | ............... | ............... | ...............

**Abendessen:** | KCAL | KH | EW | FETT

..................... | ............... | ............... | ............... | ...............
..................... | ............... | ............... | ............... | ...............
..................... | ............... | ............... | ............... | ...............
..................... | ............... | ............... | ............... | ...............
..................... | ............... | ............... | ............... | ...............
..................... | ............... | ............... | ............... | ...............

**Gesamt:** | ............... | ............... | ............... | ...............
**TAG Gesamt:** | ............... | ............... | ............... | ...............

6:00 — 7:00 — 8:00 — 9:00 — 10:00 — 11:00 — 12:00 — 13:00 — 14:00 — 15:00 — 16:00 — 17:00 — 18:00 — 19:00 — 20:00 — 21:00 — 22:00

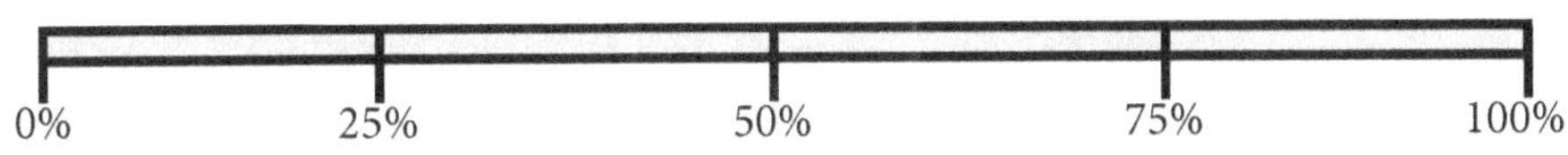

# SO ZUFRIEDEN BIN ICH HEUTE

0%     25%     50%     75%     100%

## BEWEGUNG/GEIST/SEELE:

| | SET / REPS / DISTANZ | DAUER |
|---|---|---|
| | | |
| | | |
| | | |
| | | |
| | | |
| | | |
| | | |
| | | |

## DAS LIEF HEUTE GUT:

## DAS KÖNNTE BESSER GEHEN:

## NOTIZEN ZUM TAG:

# Woche 3

## WAS WILL ICH ERREICHEN

## ... GESCHAFFT?

GAB ES PROBLEME UND HINDERNISSE, FÜR DIE ICH DANKBAR SEIN KANN?

..............................................................
..............................................................
..............................................................
..............................................................
..............................................................
..............................................................

Wenn du aufgeben willst, denk daran warum du angefangen hast.

## MEINE MOTIVATION

## ETWAS BESONDERES

# ESSENSPLAN:

Mo

Di

Mi

Do

Fr

Sa

So

# EINKAUFSLISTE:

Erfolg tritt ein, wenn deine Träume größer werden,
als deine Ausreden.

# Tag 15

Frühstück:     KCAL     KH     EW     FETT

Gesamt:

Mittagessen:     KCAL     KH     EW     FETT

Gesamt:

Snacks:     KCAL     KH     EW     FETT

Gesamt:

Abendessen:     KCAL     KH     EW     FETT

Gesamt:

TAG Gesamt:

6:00 7:00 8:00 9:00 10:00 11:00 12:00 13:00 14:00 15:00 16:00 17:00 18:00 19:00 20:00 21:00 22:00

# SO ZUFRIEDEN BIN ICH HEUTE

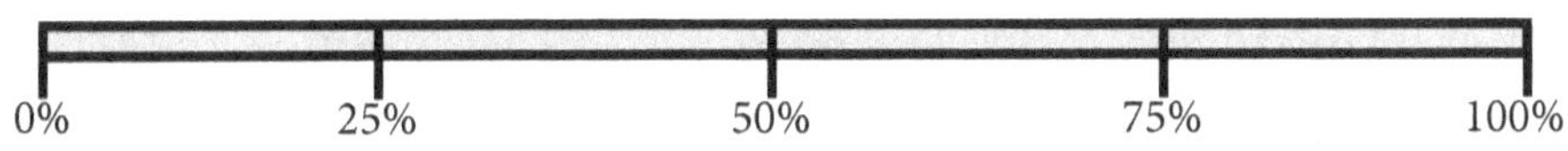



| BEWEGUNG/GEIST/SEELE: | SET / REPS / DISTANZ | DAUER |
| --- | --- | --- |
| | | |
| | | |
| | | |
| | | |
| | | |
| | | |
| | | |
| | | |
| | | |

## DAS LIEF HEUTE GUT:

## DAS KÖNNTE BESSER GEHEN:

## NOTIZEN ZUM TAG:

# Tag 16

| Frühstück: | KCAL | KH | EW | FETT |
|---|---|---|---|---|
| | | | | |
| | | | | |
| | | | | |
| | | | | |
| Gesamt: | | | | |

| Mittagessen: | KCAL | KH | EW | FETT |
|---|---|---|---|---|
| | | | | |
| | | | | |
| | | | | |
| | | | | |
| | | | | |
| | | | | |
| Gesamt: | | | | |

| Snacks: | KCAL | KH | EW | FETT |
|---|---|---|---|---|
| | | | | |
| | | | | |
| Gesamt: | | | | |

| Abendessen: | KCAL | KH | EW | FETT |
|---|---|---|---|---|
| | | | | |
| | | | | |
| | | | | |
| | | | | |
| | | | | |
| Gesamt: | | | | |
| TAG Gesamt: | | | | |

6:00 · 7:00 · 8:00 · 9:00 · 10:00 · 11:00 · 12:00 · 13:00 · 14:00 · 15:00 · 16:00 · 17:00 · 18:00 · 19:00 · 20:00 · 21:00 · 22:00

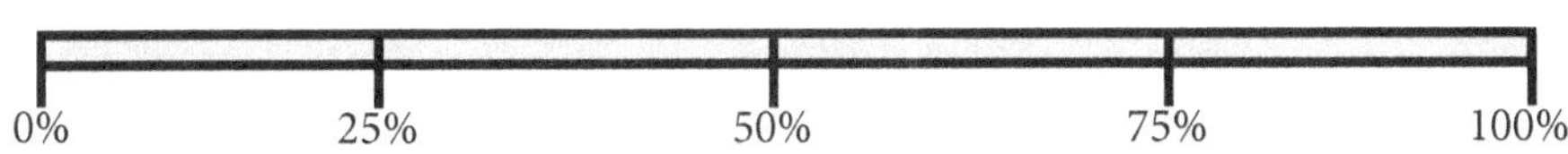

# SO ZUFRIEDEN BIN ICH HEUTE

0%  25%  50%  75%  100%

| BEWEGUNG/GEIST/SEELE: | SET / REPS / DISTANZ | DAUER |
|---|---|---|
| | | |
| | | |
| | | |
| | | |
| | | |
| | | |
| | | |
| | | |

## DAS LIEF HEUTE GUT:

## DAS KÖNNTE BESSER GEHEN:

## NOTIZEN ZUM TAG:

# Tag 17

<table>
<tr><td></td><td></td><td></td><td></td><td></td></tr>
</table>

**6:00**

**Frühstück:**     KCAL    KH    EW    FETT

**7:00**

......................   ............   ............   ............   ............

......................   ............   ............   ............   ............

**8:00**

......................   ............   ............   ............   ............

......................   ............   ............   ............   ............

**9:00**

......................   ............   ............   ............   ............

**Gesamt:** ............   ............   ............   ............

---

**10:00**

**Mittagessen:**    KCAL    KH    EW    FETT

......................   ............   ............   ............   ............

**11:00**

......................   ............   ............   ............   ............

......................   ............   ............   ............   ............

**12:00**

......................   ............   ............   ............   ............

......................   ............   ............   ............   ............

**13:00**

......................   ............   ............   ............   ............

......................   ............   ............   ............   ............

**14:00**

......................   ............   ............   ............   ............

**Gesamt:** ............   ............   ............   ............

---

**15:00**

**Snacks:**     KCAL    KH    EW    FETT

......................   ............   ............   ............   ............

**16:00**

......................   ............   ............   ............   ............

......................   ............   ............   ............   ............

**Gesamt:** ............   ............   ............   ............

---

**17:00**

**Abendessen:**    KCAL    KH    EW    FETT

**18:00**

......................   ............   ............   ............   ............

......................   ............   ............   ............   ............

**19:00**

......................   ............   ............   ............   ............

......................   ............   ............   ............   ............

**20:00**

......................   ............   ............   ............   ............

......................   ............   ............   ............   ............

**21:00**

......................   ............   ............   ............   ............

**Gesamt:** ............   ............   ............   ............

**TAG Gesamt:** ............   ............   ............   ............

**22:00**

---

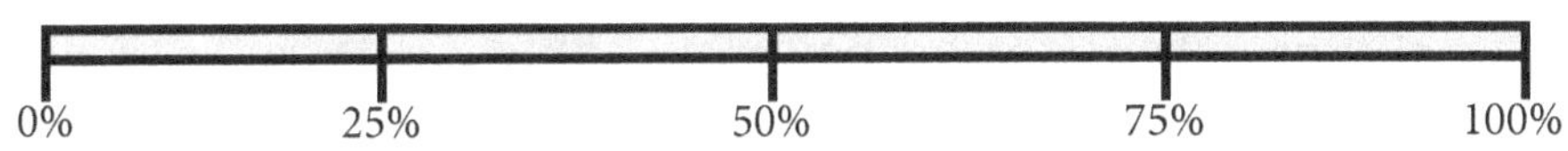



## BEWEGUNG/GEIST/SEELE:

| | SET / REPS / DISTANZ | DAUER |
|---|---|---|
| | | |
| | | |
| | | |
| | | |
| | | |
| | | |
| | | |
| | | |

## DAS LIEF HEUTE GUT:

## DAS KÖNNTE BESSER GEHEN:

## NOTIZEN ZUM TAG:

# Tag 18

| 6:00 |
|------|

**Frühstück:**         KCAL     KH     EW     FETT

**Gesamt:**

**Mittagessen:**      KCAL     KH     EW     FETT

**Gesamt:**

**Snacks:**          KCAL     KH     EW     FETT

**Gesamt:**

**Abendessen:**       KCAL     KH     EW     FETT

**Gesamt:**

**TAG Gesamt:**

Zeitleiste: 6:00 – 7:00 – 8:00 – 9:00 – 10:00 – 11:00 – 12:00 – 13:00 – 14:00 – 15:00 – 16:00 – 17:00 – 18:00 – 19:00 – 20:00 – 21:00 – 22:00

# SO ZUFRIEDEN BIN ICH HEUTE

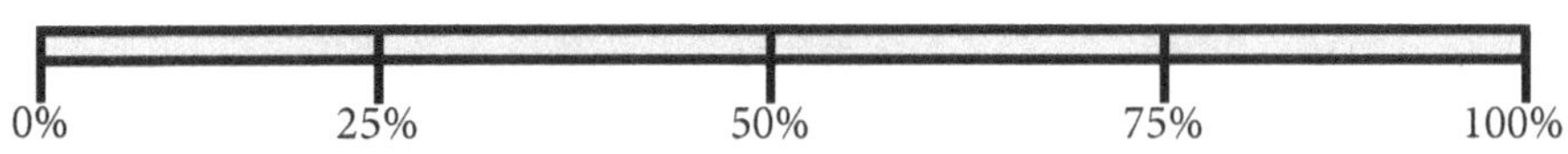



| BEWEGUNG/GEIST/SEELE: | SET / REPS / DISTANZ | DAUER |
| --- | --- | --- |
| | | |
| | | |
| | | |
| | | |
| | | |
| | | |
| | | |
| | | |

## DAS LIEF HEUTE GUT:

## DAS KÖNNTE BESSER GEHEN:

## NOTIZEN ZUM TAG:

# Tag 19

| 6:00 | | | | | | |
|---|---|---|---|---|---|---|
| | **Frühstück:** | KCAL | KH | EW | FETT | |
| 7:00 | | | | | | |
| | ...................... | ............ | ............ | ............ | ............ | |
| | ...................... | ............ | ............ | ............ | ............ | |
| 8:00 | ...................... | ............ | ............ | ............ | ............ | |
| | ...................... | ............ | ............ | ............ | ............ | |
| 9:00 | ...................... | ............ | ............ | ............ | ............ | |
| | Gesamt: | ............ | ............ | ............ | ............ | |
| 10:00 | **Mittagessen:** | KCAL | KH | EW | FETT | |
| | ...................... | ............ | ............ | ............ | ............ | |
| 11:00 | ...................... | ............ | ............ | ............ | ............ | |
| | ...................... | ............ | ............ | ............ | ............ | |
| 12:00 | ...................... | ............ | ............ | ............ | ............ | |
| | ...................... | ............ | ............ | ............ | ............ | |
| 13:00 | ...................... | ............ | ............ | ............ | ............ | |
| | ...................... | ............ | ............ | ............ | ............ | |
| 14:00 | ...................... | ............ | ............ | ............ | ............ | |
| | Gesamt: | ............ | ............ | ............ | ............ | |
| 15:00 | **Snacks:** | KCAL | KH | EW | FETT | |
| | ...................... | ............ | ............ | ............ | ............ | |
| 16:00 | ...................... | ............ | ............ | ............ | ............ | |
| | ...................... | ............ | ............ | ............ | ............ | |
| 17:00 | Gesamt: | ............ | ............ | ............ | ............ | |
| | **Abendessen:** | KCAL | KH | EW | FETT | |
| 18:00 | ...................... | ............ | ............ | ............ | ............ | |
| | ...................... | ............ | ............ | ............ | ............ | |
| 19:00 | ...................... | ............ | ............ | ............ | ............ | |
| | ...................... | ............ | ............ | ............ | ............ | |
| 20:00 | ...................... | ............ | ............ | ............ | ............ | |
| | ...................... | ............ | ............ | ............ | ............ | |
| 21:00 | ...................... | ............ | ............ | ............ | ............ | |
| | Gesamt: | ............ | ............ | ............ | ............ | |
| | **TAG Gesamt:** | ............ | ............ | ............ | ............ | |
| 22:00 | | | | | | |

# SO ZUFRIEDEN BIN ICH HEUTE

0%    25%    50%    75%    100%

| BEWEGUNG/GEIST/SEELE: | SET / REPS / DISTANZ | DAUER |
| --- | --- | --- |
| | | |
| | | |
| | | |
| | | |
| | | |
| | | |
| | | |
| | | |
| | | |

## DAS LIEF HEUTE GUT:

## DAS KÖNNTE BESSER GEHEN:

## NOTIZEN ZUM TAG:

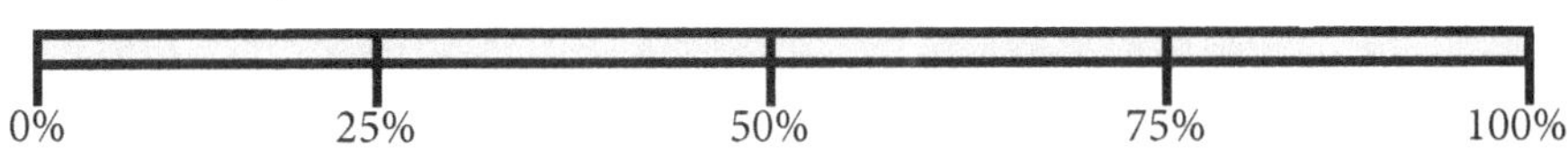

# Tag 20

| | 6:00 |
|---|---|

**Frühstück:**

| | KCAL | KH | EW | FETT |
|---|---|---|---|---|
| ............................ | ............... | ............... | ............... | ............... |
| ............................ | ............... | ............... | ............... | ............... |
| ............................ | ............... | ............... | ............... | ............... |
| ............................ | ............... | ............... | ............... | ............... |
| ............................ | ............... | ............... | ............... | ............... |
| Gesamt: | ............... | ............... | ............... | ............... |

**Mittagessen:**

| | KCAL | KH | EW | FETT |
|---|---|---|---|---|
| ............................ | ............... | ............... | ............... | ............... |
| ............................ | ............... | ............... | ............... | ............... |
| ............................ | ............... | ............... | ............... | ............... |
| ............................ | ............... | ............... | ............... | ............... |
| ............................ | ............... | ............... | ............... | ............... |
| ............................ | ............... | ............... | ............... | ............... |
| ............................ | ............... | ............... | ............... | ............... |
| Gesamt: | ............... | ............... | ............... | ............... |

**Snacks:**

| | KCAL | KH | EW | FETT |
|---|---|---|---|---|
| ............................ | ............... | ............... | ............... | ............... |
| ............................ | ............... | ............... | ............... | ............... |
| ............................ | ............... | ............... | ............... | ............... |
| Gesamt: | ............... | ............... | ............... | ............... |

**Abendessen:**

| | KCAL | KH | EW | FETT |
|---|---|---|---|---|
| ............................ | ............... | ............... | ............... | ............... |
| ............................ | ............... | ............... | ............... | ............... |
| ............................ | ............... | ............... | ............... | ............... |
| ............................ | ............... | ............... | ............... | ............... |
| ............................ | ............... | ............... | ............... | ............... |
| Gesamt: | ............... | ............... | ............... | ............... |
| TAG Gesamt: | ............... | ............... | ............... | ............... |

7:00  
8:00  
9:00  
10:00  
11:00  
12:00  
13:00  
14:00  
15:00  
16:00  
17:00  
18:00  
19:00  
20:00  
21:00  
22:00

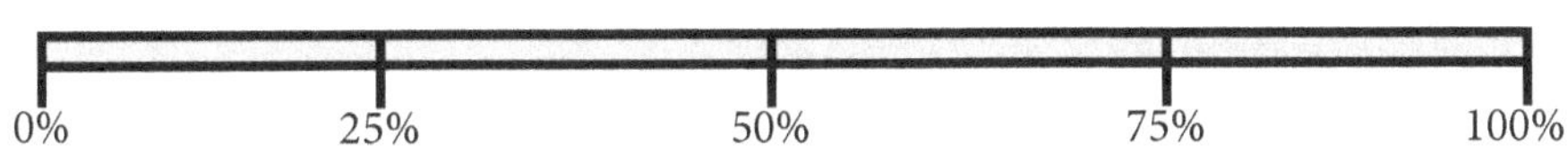

# SO ZUFRIEDEN BIN ICH HEUTE

0%     25%     50%     75%     100%

## BEWEGUNG/GEIST/SEELE:

| | SET / REPS / DISTANZ | DAUER |
|---|---|---|
| | | |
| | | |
| | | |
| | | |
| | | |
| | | |
| | | |
| | | |

## DAS LIEF HEUTE GUT:

## DAS KÖNNTE BESSER GEHEN:

## NOTIZEN ZUM TAG:

# Tag 21

| Frühstück: | KCAL | KH | EW | FETT |
|---|---|---|---|---|
| ...... | ...... | ...... | ...... | ...... |
| ...... | ...... | ...... | ...... | ...... |
| ...... | ...... | ...... | ...... | ...... |
| ...... | ...... | ...... | ...... | ...... |
| ...... | ...... | ...... | ...... | ...... |
| Gesamt: | ...... | ...... | ...... | ...... |

| Mittagessen: | KCAL | KH | EW | FETT |
|---|---|---|---|---|
| ...... | ...... | ...... | ...... | ...... |
| ...... | ...... | ...... | ...... | ...... |
| ...... | ...... | ...... | ...... | ...... |
| ...... | ...... | ...... | ...... | ...... |
| ...... | ...... | ...... | ...... | ...... |
| ...... | ...... | ...... | ...... | ...... |
| ...... | ...... | ...... | ...... | ...... |
| Gesamt: | ...... | ...... | ...... | ...... |

| Snacks: | KCAL | KH | EW | FETT |
|---|---|---|---|---|
| ...... | ...... | ...... | ...... | ...... |
| ...... | ...... | ...... | ...... | ...... |
| ...... | ...... | ...... | ...... | ...... |
| Gesamt: | ...... | ...... | ...... | ...... |

| Abendessen: | KCAL | KH | EW | FETT |
|---|---|---|---|---|
| ...... | ...... | ...... | ...... | ...... |
| ...... | ...... | ...... | ...... | ...... |
| ...... | ...... | ...... | ...... | ...... |
| ...... | ...... | ...... | ...... | ...... |
| ...... | ...... | ...... | ...... | ...... |
| Gesamt: | ...... | ...... | ...... | ...... |
| TAG Gesamt: | ...... | ...... | ...... | ...... |

6:00
7:00
8:00
9:00
10:00
11:00
12:00
13:00
14:00
15:00
16:00
17:00
18:00
19:00
20:00
21:00
22:00

# SO ZUFRIEDEN BIN ICH HEUTE

0%　　　　25%　　　　50%　　　　75%　　　　100%

| BEWEGUNG/GEIST/SEELE: | SET / REPS / DISTANZ | DAUER |
|---|---|---|
| | | |
| | | |
| | | |
| | | |
| | | |
| | | |
| | | |
| | | |

## DAS LIEF HEUTE GUT:

## DAS KÖNNTE BESSER GEHEN:

## NOTIZEN ZUM TAG:

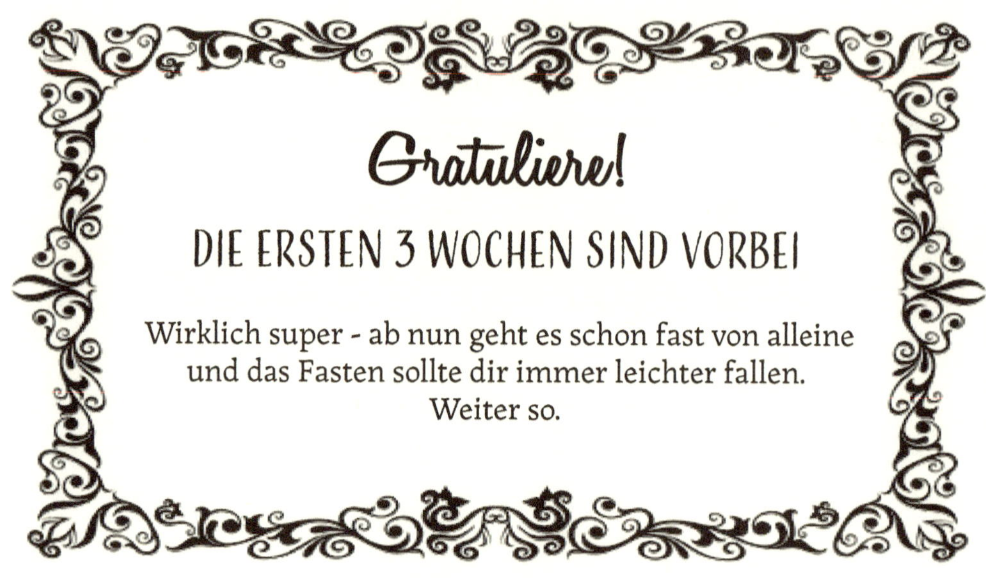



# Tipp Nr. 2

## FRISCHE LUFT

Wer sich beim Fasten an der frischen Luft bewegt, profitiert doppelt. Frische Luft tut nicht nur dem Gemüt gut - sie kurbelt auch den Stoffwechsel an und "durchlüftet" den ganzen Körper. Sonne, Wind und Wetter befreien Geist und Seele und lenken von Heißhunger und Frustgedanken ab. Impressionen aus der Umwelt und der Natur geben neue Denkanstöße und lösen den Fastenden von Alltagsstress und -sorgen.

Auch der Körper profitiert von der erhöhten Sauerstoffzufuhr - neben dem entspannungsbedingten regulierten Kreislauf werden alle Organe und Organsysteme mit mehr Sauerstoff versorgt. Der Körper "atmet auf" und der Stoffwechsel kann leichter arbeiten. Kombiniere diesen Effekt am besten mit einer sportlichen Aktivität im Freien: Spazieren oder Wandern lenken ab und machen glücklich.

Verschanze dich nicht alleine zu Hause - genieße die frische Luft und gönn dir eine Auszeit vom Alltagsstress. Baue Aktivitäten an frischer Luft in deinen Alltag mit ein und plane Freizeitaktivitäten im Grünen!

So waren die ersten 21 Tage:

.......................................................................................
.......................................................................................
.......................................................................................
.......................................................................................
.......................................................................................
.......................................................................................
.......................................................................................
.......................................................................................
.......................................................................................
.......................................................................................
.......................................................................................
.......................................................................................
.......................................................................................
.......................................................................................
.......................................................................................
.......................................................................................
.......................................................................................
.......................................................................................

Platz für ein Foto

# Woche 4

## WAS WILL ICH ERREICHEN

## ... GESCHAFFT?

### WER ODER WAS HAT MICH DAZU GE-BRACHT, HERZLICH ZU LACHEN?

Dein Körper kann alles schaffen,
es ist dein Geist, den du
überzeugen musst.

## MEINE MOTIVATION

## ETWAS BESONDERES

# ESSENSPLAN:

Mo

Di

Mi

Do

Fr

Sa

So

# EINKAUFSLISTE:

Du kannst nicht negativ denken und
Positives erwarten.

# Tag 22

| 6:00 | | | | | |
|---|---|---|---|---|---|
| **Frühstück:** | | KCAL | KH | EW | FETT |
| 7:00 | …………… | …………… | …………… | …………… | …………… |
| | …………… | …………… | …………… | …………… | …………… |
| 8:00 | …………… | …………… | …………… | …………… | …………… |
| | …………… | …………… | …………… | …………… | …………… |
| 9:00 | …………… | …………… | …………… | …………… | …………… |
| | Gesamt: | …………… | …………… | …………… | …………… |
| **Mittagessen:** | | KCAL | KH | EW | FETT |
| 10:00 | …………… | …………… | …………… | …………… | …………… |
| 11:00 | …………… | …………… | …………… | …………… | …………… |
| | …………… | …………… | …………… | …………… | …………… |
| 12:00 | …………… | …………… | …………… | …………… | …………… |
| | …………… | …………… | …………… | …………… | …………… |
| 13:00 | …………… | …………… | …………… | …………… | …………… |
| | …………… | …………… | …………… | …………… | …………… |
| 14:00 | …………… | …………… | …………… | …………… | …………… |
| | Gesamt: | …………… | …………… | …………… | …………… |
| **Snacks:** | | KCAL | KH | EW | FETT |
| 15:00 | …………… | …………… | …………… | …………… | …………… |
| 16:00 | …………… | …………… | …………… | …………… | …………… |
| | …………… | …………… | …………… | …………… | …………… |
| | Gesamt: | …………… | …………… | …………… | …………… |
| **Abendessen:** | | KCAL | KH | EW | FETT |
| 18:00 | …………… | …………… | …………… | …………… | …………… |
| | …………… | …………… | …………… | …………… | …………… |
| 19:00 | …………… | …………… | …………… | …………… | …………… |
| | …………… | …………… | …………… | …………… | …………… |
| 20:00 | …………… | …………… | …………… | …………… | …………… |
| | …………… | …………… | …………… | …………… | …………… |
| 21:00 | Gesamt: | …………… | …………… | …………… | …………… |
| | TAG Gesamt: | …………… | …………… | …………… | …………… |
| 22:00 | | | | | |

# SO ZUFRIEDEN BIN ICH HEUTE

0%      25%      50%      75%      100%

| BEWEGUNG/GEIST/SEELE: | SET / REPS / DISTANZ | DAUER |
| --- | --- | --- |
| | | |
| | | |
| | | |
| | | |
| | | |
| | | |
| | | |
| | | |

## DAS LIEF HEUTE GUT:

## DAS KÖNNTE BESSER GEHEN:

## NOTIZEN ZUM TAG:

# Tag 23

| Frühstück: | KCAL | KH | EW | FETT |
|---|---|---|---|---|
| | | | | |
| | | | | |
| | | | | |
| | | | | |
| | | | | |
| Gesamt: | | | | |

| Mittagessen: | KCAL | KH | EW | FETT |
|---|---|---|---|---|
| | | | | |
| | | | | |
| | | | | |
| | | | | |
| | | | | |
| | | | | |
| Gesamt: | | | | |

| Snacks: | KCAL | KH | EW | FETT |
|---|---|---|---|---|
| | | | | |
| | | | | |
| Gesamt: | | | | |

| Abendessen: | KCAL | KH | EW | FETT |
|---|---|---|---|---|
| | | | | |
| | | | | |
| | | | | |
| | | | | |
| | | | | |
| Gesamt: | | | | |
| TAG Gesamt: | | | | |

6:00
7:00
8:00
9:00
10:00
11:00
12:00
13:00
14:00
15:00
16:00
17:00
18:00
19:00
20:00
21:00
22:00

# SO ZUFRIEDEN BIN ICH HEUTE

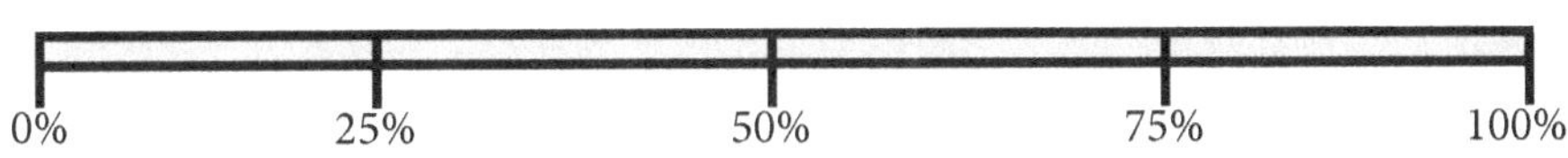



| BEWEGUNG/GEIST/SEELE: | SET / REPS / DISTANZ | DAUER |
| --- | --- | --- |
| | | |
| | | |
| | | |
| | | |
| | | |
| | | |
| | | |

## DAS LIEF HEUTE GUT:

## DAS KÖNNTE BESSER GEHEN:

## NOTIZEN ZUM TAG:

# Tag 24

| 6:00 | | | | | |

**Frühstück:** | KCAL | KH | EW | FETT

| Gesamt: | | | | |

**Mittagessen:** | KCAL | KH | EW | FETT

| Gesamt: | | | | |

**Snacks:** | KCAL | KH | EW | FETT

| Gesamt: | | | | |

**Abendessen:** | KCAL | KH | EW | FETT

| Gesamt: | | | | |
| TAG Gesamt: | | | | |

6:00
7:00
8:00
9:00
10:00
11:00
12:00
13:00
14:00
15:00
16:00
17:00
18:00
19:00
20:00
21:00
22:00

# SO ZUFRIEDEN BIN ICH HEUTE

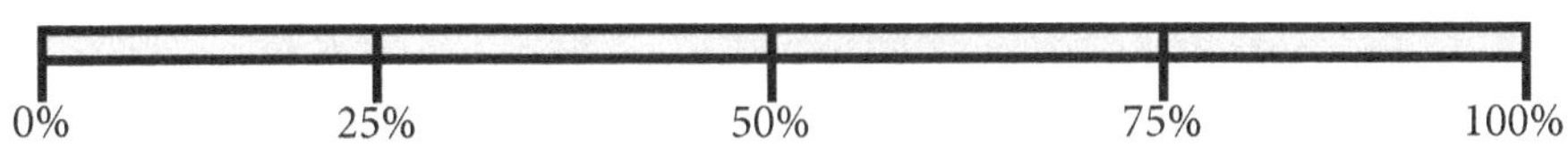



## BEWEGUNG/GEIST/SEELE:

| | SET / REPS / DISTANZ | DAUER |
|---|---|---|

## DAS LIEF HEUTE GUT:

## DAS KÖNNTE BESSER GEHEN:

## NOTIZEN ZUM TAG:

# Tag 25

| Frühstück: | KCAL | KH | EW | FETT |
|---|---|---|---|---|
| ..................... | ................ | ................ | ................ | ................ |
| ..................... | ................ | ................ | ................ | ................ |
| ..................... | ................ | ................ | ................ | ................ |
| ..................... | ................ | ................ | ................ | ................ |
| Gesamt: | ................ | ................ | ................ | ................ |

| Mittagessen: | KCAL | KH | EW | FETT |
|---|---|---|---|---|
| ..................... | ................ | ................ | ................ | ................ |
| ..................... | ................ | ................ | ................ | ................ |
| ..................... | ................ | ................ | ................ | ................ |
| ..................... | ................ | ................ | ................ | ................ |
| ..................... | ................ | ................ | ................ | ................ |
| ..................... | ................ | ................ | ................ | ................ |
| Gesamt: | ................ | ................ | ................ | ................ |

| Snacks: | KCAL | KH | EW | FETT |
|---|---|---|---|---|
| ..................... | ................ | ................ | ................ | ................ |
| ..................... | ................ | ................ | ................ | ................ |
| Gesamt: | ................ | ................ | ................ | ................ |

| Abendessen: | KCAL | KH | EW | FETT |
|---|---|---|---|---|
| ..................... | ................ | ................ | ................ | ................ |
| ..................... | ................ | ................ | ................ | ................ |
| ..................... | ................ | ................ | ................ | ................ |
| ..................... | ................ | ................ | ................ | ................ |
| Gesamt: | ................ | ................ | ................ | ................ |
| TAG Gesamt: | ................ | ................ | ................ | ................ |

6:00
7:00
8:00
9:00
10:00
11:00
12:00
13:00
14:00
15:00
16:00
17:00
18:00
19:00
20:00
21:00
22:00

# SO ZUFRIEDEN BIN ICH HEUTE

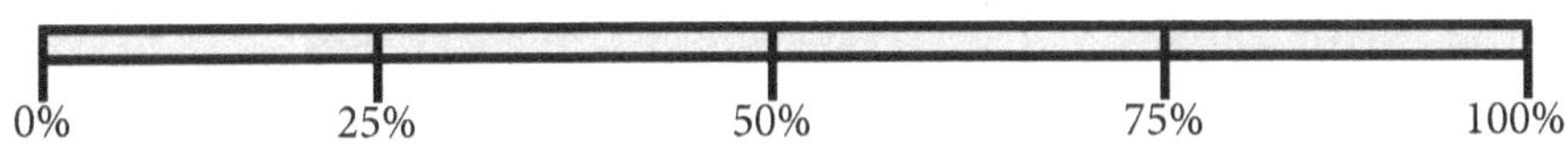



| BEWEGUNG/GEIST/SEELE: | SET / REPS / DISTANZ | DAUER |
| --- | --- | --- |
| | | |
| | | |
| | | |
| | | |
| | | |
| | | |
| | | |
| | | |

## DAS LIEF HEUTE GUT:

## DAS KÖNNTE BESSER GEHEN:

## NOTIZEN ZUM TAG:

# Tag 26

| 6:00 | Frühstück: | KCAL | KH | EW | FETT |
|---|---|---|---|---|---|
| 7:00 | | | | | |
| | | | | | |
| 8:00 | | | | | |
| | | | | | |
| 9:00 | | | | | |
| | Gesamt: | | | | |
| 10:00 | Mittagessen: | KCAL | KH | EW | FETT |
| | | | | | |
| 11:00 | | | | | |
| | | | | | |
| 12:00 | | | | | |
| | | | | | |
| 13:00 | | | | | |
| | | | | | |
| 14:00 | | | | | |
| | Gesamt: | | | | |
| 15:00 | Snacks: | KCAL | KH | EW | FETT |
| | | | | | |
| 16:00 | | | | | |
| | | | | | |
| 17:00 | Gesamt: | | | | |
| | Abendessen: | KCAL | KH | EW | FETT |
| 18:00 | | | | | |
| | | | | | |
| 19:00 | | | | | |
| | | | | | |
| 20:00 | | | | | |
| | | | | | |
| 21:00 | Gesamt: | | | | |
| | TAG Gesamt: | | | | |
| 22:00 | | | | | |

# SO ZUFRIEDEN BIN ICH HEUTE

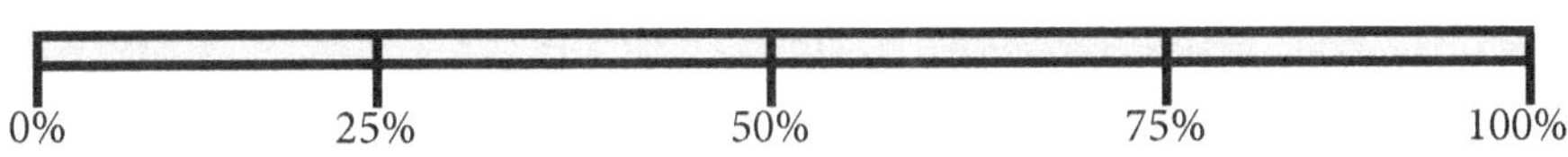



## BEWEGUNG/GEIST/SEELE:

|  | SET / REPS / DISTANZ | DAUER |
| --- | --- | --- |
|  |  |  |
|  |  |  |
|  |  |  |
|  |  |  |
|  |  |  |
|  |  |  |
|  |  |  |
|  |  |  |
|  |  |  |

## DAS LIEF HEUTE GUT:

## DAS KÖNNTE BESSER GEHEN:

## NOTIZEN ZUM TAG:

# Tag 27

| | | KCAL | KH | EW | FETT |
|---|---|---|---|---|---|
| **Frühstück:** | | | | | |
| | | | | | |
| | | | | | |
| | | | | | |
| | | | | | |
| | | | | | |
| Gesamt: | | | | | |

| | | KCAL | KH | EW | FETT |
|---|---|---|---|---|---|
| **Mittagessen:** | | | | | |
| | | | | | |
| | | | | | |
| | | | | | |
| | | | | | |
| | | | | | |
| | | | | | |
| | | | | | |
| Gesamt: | | | | | |

| | | KCAL | KH | EW | FETT |
|---|---|---|---|---|---|
| **Snacks:** | | | | | |
| | | | | | |
| | | | | | |
| | | | | | |
| Gesamt: | | | | | |

| | | KCAL | KH | EW | FETT |
|---|---|---|---|---|---|
| **Abendessen:** | | | | | |
| | | | | | |
| | | | | | |
| | | | | | |
| | | | | | |
| | | | | | |
| Gesamt: | | | | | |
| TAG Gesamt: | | | | | |

6:00
7:00
8:00
9:00
10:00
11:00
12:00
13:00
14:00
15:00
16:00
17:00
18:00
19:00
20:00
21:00
22:00

# SO ZUFRIEDEN BIN ICH HEUTE

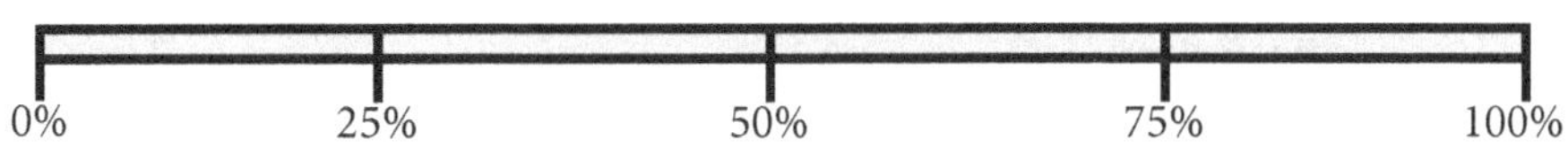

0%    25%    50%    75%    100%

| BEWEGUNG/GEIST/SEELE: | SET / REPS / DISTANZ | DAUER |
| --- | --- | --- |
|  |  |  |
|  |  |  |
|  |  |  |
|  |  |  |
|  |  |  |
|  |  |  |
|  |  |  |
|  |  |  |

## DAS LIEF HEUTE GUT:

## DAS KÖNNTE BESSER GEHEN:

## NOTIZEN ZUM TAG:

# Tag 28

| Frühstück: | KCAL | KH | EW | FETT |
|---|---|---|---|---|
| | | | | |
| | | | | |
| | | | | |
| | | | | |
| Gesamt: | | | | |

| Mittagessen: | KCAL | KH | EW | FETT |
|---|---|---|---|---|
| | | | | |
| | | | | |
| | | | | |
| | | | | |
| | | | | |
| | | | | |
| Gesamt: | | | | |

| Snacks: | KCAL | KH | EW | FETT |
|---|---|---|---|---|
| | | | | |
| | | | | |
| Gesamt: | | | | |

| Abendessen: | KCAL | KH | EW | FETT |
|---|---|---|---|---|
| | | | | |
| | | | | |
| | | | | |
| | | | | |
| Gesamt: | | | | |
| TAG Gesamt: | | | | |

6:00
7:00
8:00
9:00
10:00
11:00
12:00
13:00
14:00
15:00
16:00
17:00
18:00
19:00
20:00
21:00
22:00

# SO ZUFRIEDEN BIN ICH HEUTE

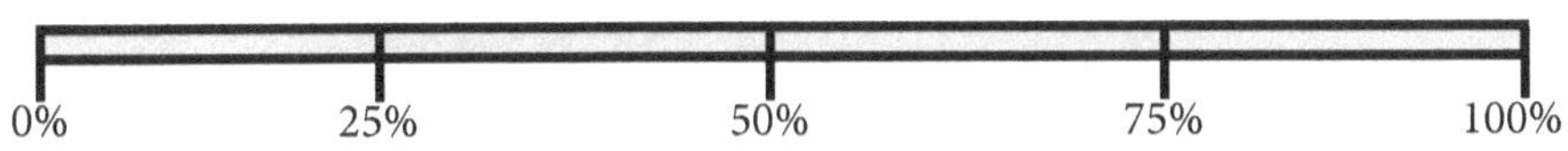



## BEWEGUNG/GEIST/SEELE:

| | SET / REPS / DISTANZ | DAUER |
|---|---|---|

## DAS LIEF HEUTE GUT:

## DAS KÖNNTE BESSER GEHEN:

## NOTIZEN ZUM TAG:

# Woche 5

## WAS WILL ICH ERREICHEN

## ... GESCHAFFT?

### WAS HABE ICH GUTES FÜR JEMANDEN (ODER FÜR MICH) GETAN?

..................................................
..................................................
..................................................
..................................................
..................................................
..................................................

Auch im Alphabet kommt
Anstrengung vor Erfolg.

## MEINE MOTIVATION

## ETWAS BESONDERES

# ESSENSPLAN:

Mo

Di

Mi

Do

Fr

Sa

So

# EINKAUFSLISTE:

Veränderungen sind am Anfang HART, in der Mitte
CHAOTISCH und am Ende WUNDERBAR.

# Tag 29

|           | 6:00 |
|-----------|------|

**Frühstück:**    KCAL    KH    EW    FETT

Gesamt:

**Mittagessen:**    KCAL    KH    EW    FETT

Gesamt:

**Snacks:**    KCAL    KH    EW    FETT

Gesamt:

**Abendessen:**    KCAL    KH    EW    FETT

Gesamt:

TAG Gesamt:

6:00 · 7:00 · 8:00 · 9:00 · 10:00 · 11:00 · 12:00 · 13:00 · 14:00 · 15:00 · 16:00 · 17:00 · 18:00 · 19:00 · 20:00 · 21:00 · 22:00

# SO ZUFRIEDEN BIN ICH HEUTE

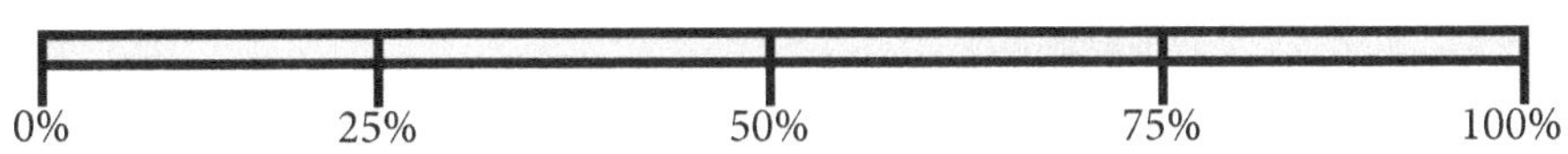


## BEWEGUNG/GEIST/SEELE:

| | SET / REPS / DISTANZ | DAUER |
| --- | --- | --- |
| | | |
| | | |
| | | |
| | | |
| | | |
| | | |
| | | |
| | | |

## DAS LIEF HEUTE GUT:

## DAS KÖNNTE BESSER GEHEN:

## NOTIZEN ZUM TAG:

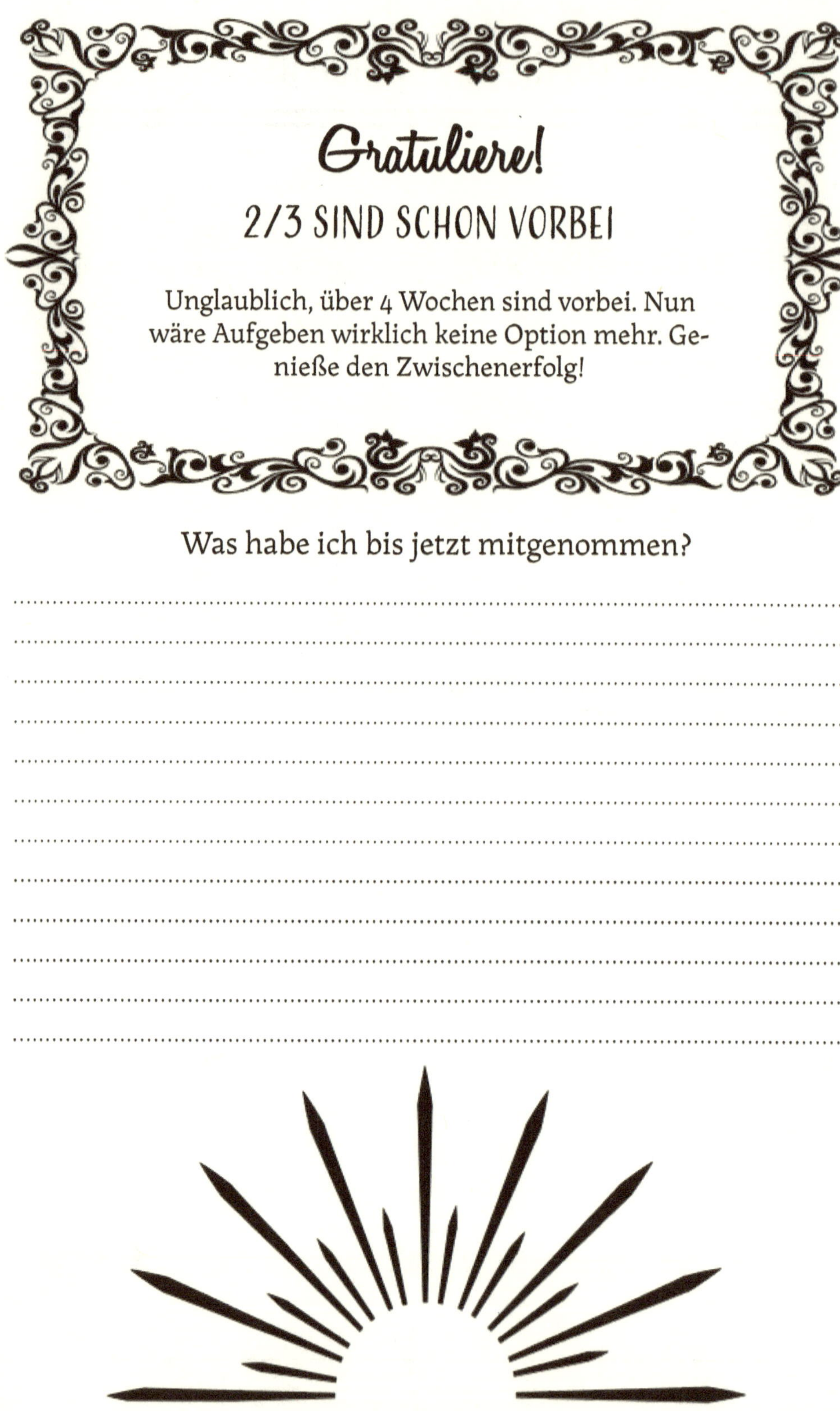

# Gratuliere!

## 2/3 SIND SCHON VORBEI

Unglaublich, über 4 Wochen sind vorbei. Nun
wäre Aufgeben wirklich keine Option mehr. Genieße den Zwischenerfolg!

## Was habe ich bis jetzt mitgenommen?

## SUCH DIR GLEICHGESINNTE

Fasten bringt in der Gemeinschaft nicht nur mehr Spaß, sie motiviert ungemein vor allem in der ersten Phase und um die schwerste Hürde - dem drohenden Frust - standzuhalten. Gegenseitige Motivation und aufbauende Gespräche vermindern die Gefahr von Frust und Depression. Gleichgesinnte nehmen Sorgen und Wünsche ernster als nicht-fastende Verwandte und Bekannte. Häufig verstehen Außenstehende nicht, warum man auch für das Wohlbefinden fasten möchte. Schnell holt einem die an Konsum und Essen orientierte Gesellschaft ein - man beugt sich dem allgemeinen Druck und sucht sein Glück in Nahrungssünden und dem Abfinden des Scheiterns.

Ein weiterer Vorteil einer Fastengemeinschaft ist die Erfahrung und Konsequenz anderer Fastenwilliger. Häufig haben diese schon mehr oder andere Erfahrungen als man selber, von denen man profitieren kann. Treffen mit Gleichgesinnten motivieren ungemein, durch die Gruppe wird man automatisch aktiver und ergreift häufiger die Initiative seinen Beitrag zu leisten. Zudem ist die Motivation gegeben mit den Anderen gleich zu ziehen - gemeinsam können Ernährungspläne oder Tipps und Tricks entwickelt und ausgetauscht werden.

Viele Städte und Orte bieten Treffpunkte und Veranstaltungen (zB. Fastenwanderungen) für Fastenwilligen zur Motivation an. Traue dich - Gleichgesinnte können ihr Potential in der Gruppe verdoppeln!

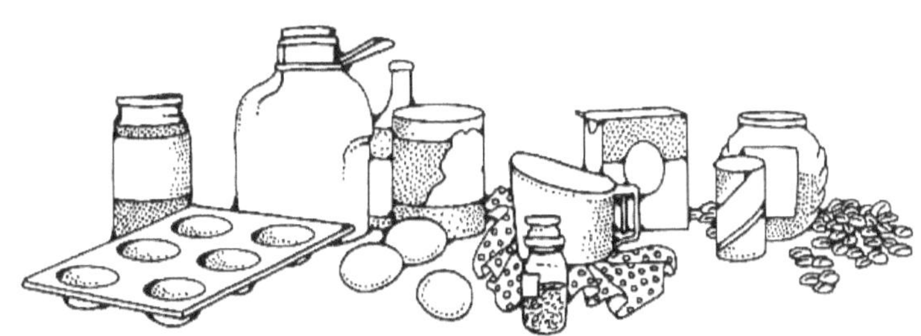

# Tag 30

|  | KCAL | KH | EW | FETT |
|---|---|---|---|---|
| **Frühstück:** | | | | |
| ................ | ............ | ............ | ............ | ............ |
| ................ | ............ | ............ | ............ | ............ |
| ................ | ............ | ............ | ............ | ............ |
| ................ | ............ | ............ | ............ | ............ |
| ................ | ............ | ............ | ............ | ............ |
| Gesamt: | ............ | ............ | ............ | ............ |

|  | KCAL | KH | EW | FETT |
|---|---|---|---|---|
| **Mittagessen:** | | | | |
| ................ | ............ | ............ | ............ | ............ |
| ................ | ............ | ............ | ............ | ............ |
| ................ | ............ | ............ | ............ | ............ |
| ................ | ............ | ............ | ............ | ............ |
| ................ | ............ | ............ | ............ | ............ |
| ................ | ............ | ............ | ............ | ............ |
| ................ | ............ | ............ | ............ | ............ |
| Gesamt: | ............ | ............ | ............ | ............ |

|  | KCAL | KH | EW | FETT |
|---|---|---|---|---|
| **Snacks:** | | | | |
| ................ | ............ | ............ | ............ | ............ |
| ................ | ............ | ............ | ............ | ............ |
| ................ | ............ | ............ | ............ | ............ |
| Gesamt: | ............ | ............ | ............ | ............ |

|  | KCAL | KH | EW | FETT |
|---|---|---|---|---|
| **Abendessen:** | | | | |
| ................ | ............ | ............ | ............ | ............ |
| ................ | ............ | ............ | ............ | ............ |
| ................ | ............ | ............ | ............ | ............ |
| ................ | ............ | ............ | ............ | ............ |
| ................ | ............ | ............ | ............ | ............ |
| Gesamt: | ............ | ............ | ............ | ............ |
| TAG Gesamt: | ............ | ............ | ............ | ............ |

6:00 · 7:00 · 8:00 · 9:00 · 10:00 · 11:00 · 12:00 · 13:00 · 14:00 · 15:00 · 16:00 · 17:00 · 18:00 · 19:00 · 20:00 · 21:00 · 22:00

# SO ZUFRIEDEN BIN ICH HEUTE

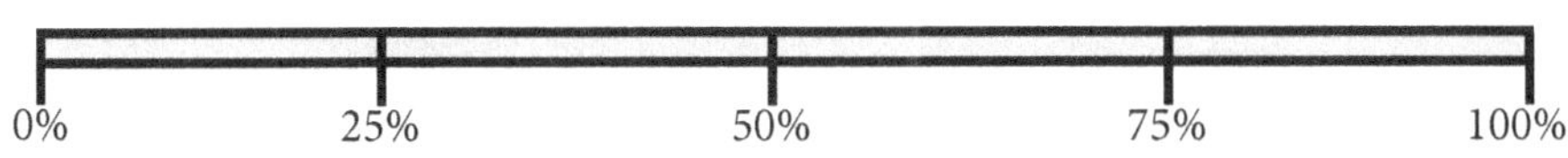



## BEWEGUNG/GEIST/SEELE:

|  | SET / REPS / DISTANZ | DAUER |
|---|---|---|
|  |  |  |
|  |  |  |
|  |  |  |
|  |  |  |
|  |  |  |
|  |  |  |
|  |  |  |
|  |  |  |

## DAS LIEF HEUTE GUT:

## DAS KÖNNTE BESSER GEHEN:

## NOTIZEN ZUM TAG:

# Tag 31

| | 6:00 |
|---|---|

**Frühstück:**  KCAL  KH  EW  FETT

.............................

.............................

.............................

.............................

.............................

**Gesamt:**

**Mittagessen:**  KCAL  KH  EW  FETT

.............................

.............................

.............................

.............................

.............................

.............................

.............................

**Gesamt:**

**Snacks:**  KCAL  KH  EW  FETT

.............................

.............................

.............................

**Gesamt:**

**Abendessen:**  KCAL  KH  EW  FETT

.............................

.............................

.............................

.............................

.............................

.............................

.............................

**Gesamt:**

**TAG Gesamt:**

Timeline: 6:00, 7:00, 8:00, 9:00, 10:00, 11:00, 12:00, 13:00, 14:00, 15:00, 16:00, 17:00, 18:00, 19:00, 20:00, 21:00, 22:00

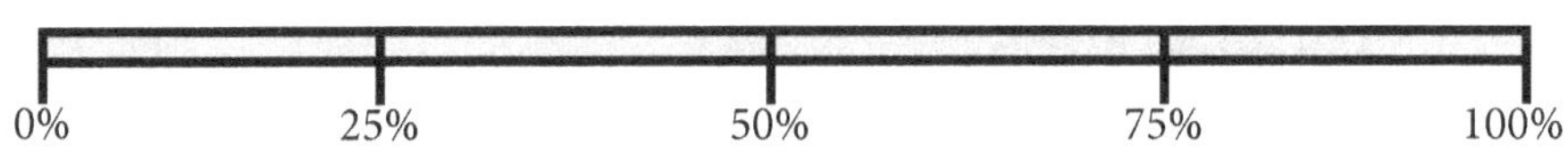

# SO ZUFRIEDEN BIN ICH HEUTE

0%    25%    50%    75%    100%

## BEWEGUNG/GEIST/SEELE:

| | SET / REPS / DISTANZ | DAUER |
|---|---|---|
| | | |
| | | |
| | | |
| | | |
| | | |
| | | |
| | | |
| | | |
| | | |

## DAS LIEF HEUTE GUT:

## DAS KÖNNTE BESSER GEHEN:

## NOTIZEN ZUM TAG:

# Tag 32

| | | KCAL | KH | EW | FETT |
|---|---|---|---|---|---|
| **Frühstück:** | | | | | |
| | | | | | |
| | | | | | |
| | | | | | |
| | | | | | |
| | Gesamt: | | | | |

| | | KCAL | KH | EW | FETT |
|---|---|---|---|---|---|
| **Mittagessen:** | | | | | |
| | | | | | |
| | | | | | |
| | | | | | |
| | | | | | |
| | | | | | |
| | | | | | |
| | Gesamt: | | | | |

| | | KCAL | KH | EW | FETT |
|---|---|---|---|---|---|
| **Snacks:** | | | | | |
| | | | | | |
| | | | | | |
| | Gesamt: | | | | |

| | | KCAL | KH | EW | FETT |
|---|---|---|---|---|---|
| **Abendessen:** | | | | | |
| | | | | | |
| | | | | | |
| | | | | | |
| | | | | | |
| | Gesamt: | | | | |
| | TAG Gesamt: | | | | |

6:00
7:00
8:00
9:00
10:00
11:00
12:00
13:00
14:00
15:00
16:00
17:00
18:00
19:00
20:00
21:00
22:00

# SO ZUFRIEDEN BIN ICH HEUTE

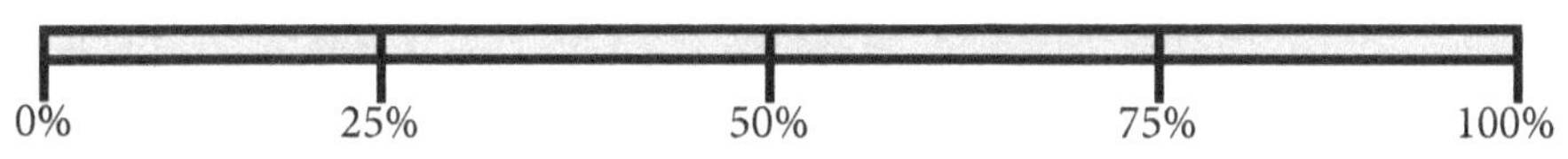

0%   25%   50%   75%   100%

| BEWEGUNG/GEIST/SEELE: | SET / REPS / DISTANZ | DAUER |
| --- | --- | --- |
| | | |
| | | |
| | | |
| | | |
| | | |
| | | |
| | | |
| | | |

## DAS LIEF HEUTE GUT:

## DAS KÖNNTE BESSER GEHEN:

## NOTIZEN ZUM TAG:

# Tag 33

|  | KCAL | KH | EW | FETT |
|---|---|---|---|---|
| **Frühstück:** | | | | |
| .................................... | ................. | ................. | ................. | ................. |
| .................................... | ................. | ................. | ................. | ................. |
| .................................... | ................. | ................. | ................. | ................. |
| .................................... | ................. | ................. | ................. | ................. |
| .................................... | ................. | ................. | ................. | ................. |
| Gesamt: | ................. | ................. | ................. | ................. |

|  | KCAL | KH | EW | FETT |
|---|---|---|---|---|
| **Mittagessen:** | | | | |
| .................................... | ................. | ................. | ................. | ................. |
| .................................... | ................. | ................. | ................. | ................. |
| .................................... | ................. | ................. | ................. | ................. |
| .................................... | ................. | ................. | ................. | ................. |
| .................................... | ................. | ................. | ................. | ................. |
| .................................... | ................. | ................. | ................. | ................. |
| Gesamt: | ................. | ................. | ................. | ................. |

|  | KCAL | KH | EW | FETT |
|---|---|---|---|---|
| **Snacks:** | | | | |
| .................................... | ................. | ................. | ................. | ................. |
| .................................... | ................. | ................. | ................. | ................. |
| Gesamt: | ................. | ................. | ................. | ................. |

|  | KCAL | KH | EW | FETT |
|---|---|---|---|---|
| **Abendessen:** | | | | |
| .................................... | ................. | ................. | ................. | ................. |
| .................................... | ................. | ................. | ................. | ................. |
| .................................... | ................. | ................. | ................. | ................. |
| .................................... | ................. | ................. | ................. | ................. |
| .................................... | ................. | ................. | ................. | ................. |
| Gesamt: | ................. | ................. | ................. | ................. |
| TAG Gesamt: | ................. | ................. | ................. | ................. |

6:00
7:00
8:00
9:00
10:00
11:00
12:00
13:00
14:00
15:00
16:00
17:00
18:00
19:00
20:00
21:00
22:00

# SO ZUFRIEDEN BIN ICH HEUTE

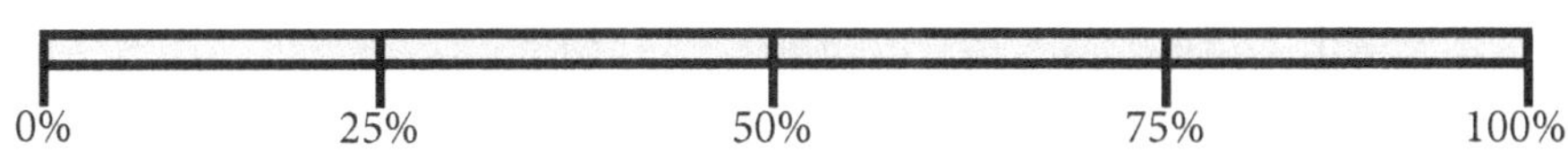

0%    25%    50%    75%    100%

| BEWEGUNG/GEIST/SEELE: | SET / REPS / DISTANZ | DAUER |
|---|---|---|
| | | |
| | | |
| | | |
| | | |
| | | |
| | | |
| | | |
| | | |

## DAS LIEF HEUTE GUT:

## DAS KÖNNTE BESSER GEHEN:

## NOTIZEN ZUM TAG:

# Tag 34

| Frühstück: | KCAL | KH | EW | FETT |
|---|---|---|---|---|
| | | | | |
| | | | | |
| | | | | |
| | | | | |
| | | | | |
| Gesamt: | | | | |

| Mittagessen: | KCAL | KH | EW | FETT |
|---|---|---|---|---|
| | | | | |
| | | | | |
| | | | | |
| | | | | |
| | | | | |
| | | | | |
| | | | | |
| Gesamt: | | | | |

| Snacks: | KCAL | KH | EW | FETT |
|---|---|---|---|---|
| | | | | |
| | | | | |
| | | | | |
| Gesamt: | | | | |

| Abendessen: | KCAL | KH | EW | FETT |
|---|---|---|---|---|
| | | | | |
| | | | | |
| | | | | |
| | | | | |
| | | | | |
| Gesamt: | | | | |
| TAG Gesamt: | | | | |

6:00
7:00
8:00
9:00
10:00
11:00
12:00
13:00
14:00
15:00
16:00
17:00
18:00
19:00
20:00
21:00
22:00

# SO ZUFRIEDEN BIN ICH HEUTE

0%     25%     50%     75%     100%

| BEWEGUNG/GEIST/SEELE: | SET / REPS / DISTANZ | DAUER |
| --- | --- | --- |
| | | |

## DAS LIEF HEUTE GUT:

## DAS KÖNNTE BESSER GEHEN:

## NOTIZEN ZUM TAG:

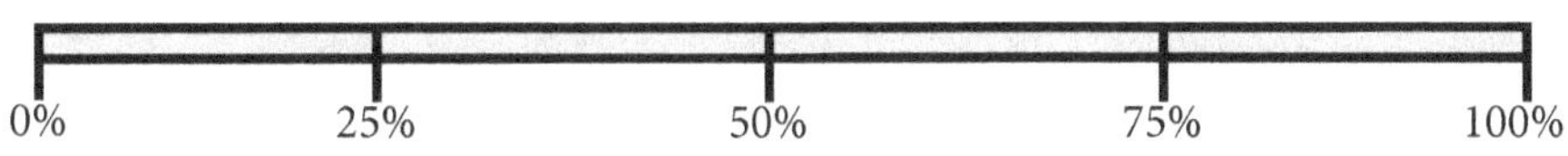

# Tag 35

|  |  |
|---|---|
| 6:00 | |
| 7:00 | |
| 8:00 | |
| 9:00 | |
| 10:00 | |
| 11:00 | |
| 12:00 | |
| 13:00 | |
| 14:00 | |
| 15:00 | |
| 16:00 | |
| 17:00 | |
| 18:00 | |
| 19:00 | |
| 20:00 | |
| 21:00 | |
| 22:00 | |

| Frühstück: | KCAL | KH | EW | FETT |
|---|---|---|---|---|
| | | | | |
| | | | | |
| | | | | |
| | | | | |
| | | | | |
| **Gesamt:** | | | | |

| Mittagessen: | KCAL | KH | EW | FETT |
|---|---|---|---|---|
| | | | | |
| | | | | |
| | | | | |
| | | | | |
| | | | | |
| | | | | |
| | | | | |
| **Gesamt:** | | | | |

| Snacks: | KCAL | KH | EW | FETT |
|---|---|---|---|---|
| | | | | |
| | | | | |
| **Gesamt:** | | | | |

| Abendessen: | KCAL | KH | EW | FETT |
|---|---|---|---|---|
| | | | | |
| | | | | |
| | | | | |
| | | | | |
| **Gesamt:** | | | | |
| **TAG Gesamt:** | | | | |

# SO ZUFRIEDEN BIN ICH HEUTE

0%　25%　50%　75%　100%

| BEWEGUNG/GEIST/SEELE: | SET / REPS / DISTANZ | DAUER |
|---|---|---|
| | | |
| | | |
| | | |
| | | |
| | | |
| | | |
| | | |
| | | |

## DAS LIEF HEUTE GUT:

## DAS KÖNNTE BESSER GEHEN:

## NOTIZEN ZUM TAG:

# Woche 6

## WAS WILL ICH ERREICHEN

## ... GESCHAFFT?



Dein Körper kann alles schaffen, es ist dein Geist, den du überzeugen musst.

## MEINE MOTIVATION

## ETWAS BESONDERES

# ESSENSPLAN:

Mo

Di

Mi

Do

Fr

Sa

So

# EINKAUFSLISTE:

Fallen ist weder gefährlich noch eine Schande.
Liegen bleiben ist beides.

# Tag 36

<table>
<tr><td>6:00</td></tr>
</table>

| Frühstück: | KCAL | KH | EW | FETT |
|---|---|---|---|---|
| ............... | ............... | ............... | ............... | ............... |
| ............... | ............... | ............... | ............... | ............... |
| ............... | ............... | ............... | ............... | ............... |
| ............... | ............... | ............... | ............... | ............... |
| ............... | ............... | ............... | ............... | ............... |
| Gesamt: | ............... | ............... | ............... | ............... |

| Mittagessen: | KCAL | KH | EW | FETT |
|---|---|---|---|---|
| ............... | ............... | ............... | ............... | ............... |
| ............... | ............... | ............... | ............... | ............... |
| ............... | ............... | ............... | ............... | ............... |
| ............... | ............... | ............... | ............... | ............... |
| ............... | ............... | ............... | ............... | ............... |
| ............... | ............... | ............... | ............... | ............... |
| Gesamt: | ............... | ............... | ............... | ............... |

| Snacks: | KCAL | KH | EW | FETT |
|---|---|---|---|---|
| ............... | ............... | ............... | ............... | ............... |
| ............... | ............... | ............... | ............... | ............... |
| ............... | ............... | ............... | ............... | ............... |
| Gesamt: | ............... | ............... | ............... | ............... |

| Abendessen: | KCAL | KH | EW | FETT |
|---|---|---|---|---|
| ............... | ............... | ............... | ............... | ............... |
| ............... | ............... | ............... | ............... | ............... |
| ............... | ............... | ............... | ............... | ............... |
| ............... | ............... | ............... | ............... | ............... |
| ............... | ............... | ............... | ............... | ............... |
| Gesamt: | ............... | ............... | ............... | ............... |
| TAG Gesamt: | ............... | ............... | ............... | ............... |

Zeitleiste: 6:00 · 7:00 · 8:00 · 9:00 · 10:00 · 11:00 · 12:00 · 13:00 · 14:00 · 15:00 · 16:00 · 17:00 · 18:00 · 19:00 · 20:00 · 21:00 · 22:00

# SO ZUFRIEDEN BIN ICH HEUTE

0%  25%  50%  75%  100%

## BEWEGUNG/GEIST/SEELE:

| | SET / REPS / DISTANZ | DAUER |
|---|---|---|
| | | |
| | | |
| | | |
| | | |
| | | |
| | | |
| | | |
| | | |

## DAS LIEF HEUTE GUT:

## DAS KÖNNTE BESSER GEHEN:

## NOTIZEN ZUM TAG:

# Tag 37

| | | KCAL | KH | EW | FETT |
|---|---|---|---|---|---|
| **Frühstück:** | | | | | |
| | | | | | |
| | | | | | |
| | | | | | |
| | | | | | |
| | | | | | |
| **Gesamt:** | | | | | |

| | | KCAL | KH | EW | FETT |
|---|---|---|---|---|---|
| **Mittagessen:** | | | | | |
| | | | | | |
| | | | | | |
| | | | | | |
| | | | | | |
| | | | | | |
| | | | | | |
| | | | | | |
| **Gesamt:** | | | | | |

| | | KCAL | KH | EW | FETT |
|---|---|---|---|---|---|
| **Snacks:** | | | | | |
| | | | | | |
| | | | | | |
| **Gesamt:** | | | | | |

| | | KCAL | KH | EW | FETT |
|---|---|---|---|---|---|
| **Abendessen:** | | | | | |
| | | | | | |
| | | | | | |
| | | | | | |
| | | | | | |
| **Gesamt:** | | | | | |
| **TAG Gesamt:** | | | | | |

6:00
7:00
8:00
9:00
10:00
11:00
12:00
13:00
14:00
15:00
16:00
17:00
18:00
19:00
20:00
21:00
22:00

# SO ZUFRIEDEN BIN ICH HEUTE

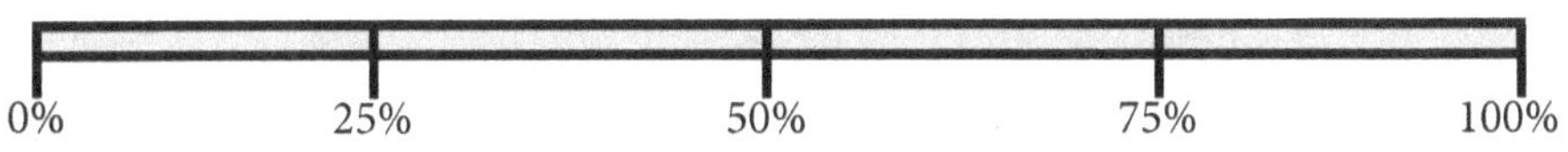



| BEWEGUNG/GEIST/SEELE: | SET / REPS / DISTANZ | DAUER |
| --- | --- | --- |
| | | |
| | | |
| | | |
| | | |
| | | |
| | | |
| | | |
| | | |
| | | |

## DAS LIEF HEUTE GUT:

## DAS KÖNNTE BESSER GEHEN:

## NOTIZEN ZUM TAG:

# Tag 38

| 6:00 | | | | | |
|---|---|---|---|---|---|
| **Frühstück:** | | KCAL | KH | EW | FETT |

| | KCAL | KH | EW | FETT |
|---|---|---|---|---|
| Frühstück: | | | | |
| ........................... | ............ | ............ | ............ | ............ |
| ........................... | ............ | ............ | ............ | ............ |
| ........................... | ............ | ............ | ............ | ............ |
| ........................... | ............ | ............ | ............ | ............ |
| ........................... | ............ | ............ | ............ | ............ |
| Gesamt: | ............ | ............ | ............ | ............ |

| Mittagessen: | KCAL | KH | EW | FETT |
|---|---|---|---|---|
| ........................... | ............ | ............ | ............ | ............ |
| ........................... | ............ | ............ | ............ | ............ |
| ........................... | ............ | ............ | ............ | ............ |
| ........................... | ............ | ............ | ............ | ............ |
| ........................... | ............ | ............ | ............ | ............ |
| ........................... | ............ | ............ | ............ | ............ |
| Gesamt: | ............ | ............ | ............ | ............ |

| Snacks: | KCAL | KH | EW | FETT |
|---|---|---|---|---|
| ........................... | ............ | ............ | ............ | ............ |
| ........................... | ............ | ............ | ............ | ............ |
| Gesamt: | ............ | ............ | ............ | ............ |

| Abendessen: | KCAL | KH | EW | FETT |
|---|---|---|---|---|
| ........................... | ............ | ............ | ............ | ............ |
| ........................... | ............ | ............ | ............ | ............ |
| ........................... | ............ | ............ | ............ | ............ |
| ........................... | ............ | ............ | ............ | ............ |
| ........................... | ............ | ............ | ............ | ............ |
| Gesamt: | ............ | ............ | ............ | ............ |
| TAG Gesamt: | ............ | ............ | ............ | ............ |

Zeitleiste: 6:00 · 7:00 · 8:00 · 9:00 · 10:00 · 11:00 · 12:00 · 13:00 · 14:00 · 15:00 · 16:00 · 17:00 · 18:00 · 19:00 · 20:00 · 21:00 · 22:00

# SO ZUFRIEDEN BIN ICH HEUTE

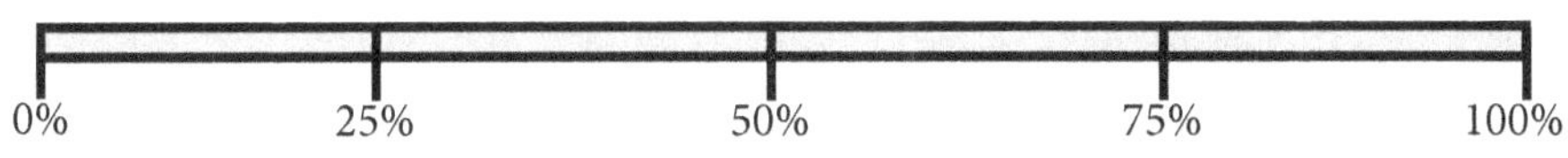



## BEWEGUNG/GEIST/SEELE:

| | SET / REPS / DISTANZ | DAUER |
|---|---|---|

## DAS LIEF HEUTE GUT:

## DAS KÖNNTE BESSER GEHEN:

## NOTIZEN ZUM TAG:

# Tag 39

| 6:00 | | | | | |
|---|---|---|---|---|---|

**Frühstück:**

| | KCAL | KH | EW | FETT |
|---|---|---|---|---|
| ................ | ................ | ................ | ................ | ................ |
| ................ | ................ | ................ | ................ | ................ |
| ................ | ................ | ................ | ................ | ................ |
| ................ | ................ | ................ | ................ | ................ |
| Gesamt: | ................ | ................ | ................ | ................ |

**Mittagessen:**

| | KCAL | KH | EW | FETT |
|---|---|---|---|---|
| ................ | ................ | ................ | ................ | ................ |
| ................ | ................ | ................ | ................ | ................ |
| ................ | ................ | ................ | ................ | ................ |
| ................ | ................ | ................ | ................ | ................ |
| ................ | ................ | ................ | ................ | ................ |
| ................ | ................ | ................ | ................ | ................ |
| Gesamt: | ................ | ................ | ................ | ................ |

**Snacks:**

| | KCAL | KH | EW | FETT |
|---|---|---|---|---|
| ................ | ................ | ................ | ................ | ................ |
| ................ | ................ | ................ | ................ | ................ |
| ................ | ................ | ................ | ................ | ................ |
| Gesamt: | ................ | ................ | ................ | ................ |

**Abendessen:**

| | KCAL | KH | EW | FETT |
|---|---|---|---|---|
| ................ | ................ | ................ | ................ | ................ |
| ................ | ................ | ................ | ................ | ................ |
| ................ | ................ | ................ | ................ | ................ |
| ................ | ................ | ................ | ................ | ................ |
| ................ | ................ | ................ | ................ | ................ |
| Gesamt: | ................ | ................ | ................ | ................ |
| TAG Gesamt: | ................ | ................ | ................ | ................ |

# SO ZUFRIEDEN BIN ICH HEUTE

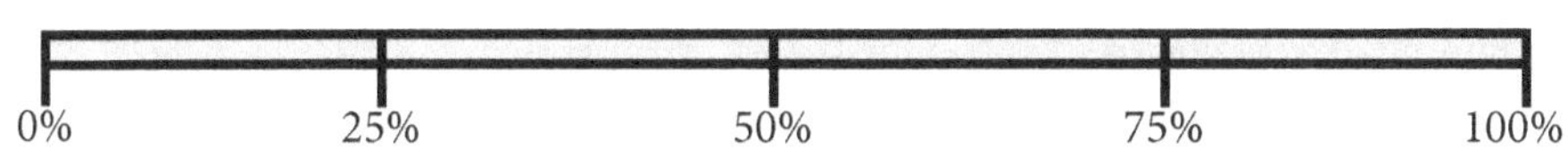



## BEWEGUNG/GEIST/SEELE:

| | SET / REPS / DISTANZ | DAUER |
|---|---|---|
| | | |
| | | |
| | | |
| | | |
| | | |
| | | |
| | | |
| | | |

## DAS LIEF HEUTE GUT:

## DAS KÖNNTE BESSER GEHEN:

## NOTIZEN ZUM TAG:

# !! Tag 40 !!

| Frühstück: | KCAL | KH | EW | FETT |
|---|---|---|---|---|
| | | | | |
| | | | | |
| | | | | |
| | | | | |
| | | | | |
| **Gesamt:** | | | | |

| Mittagessen: | KCAL | KH | EW | FETT |
|---|---|---|---|---|
| | | | | |
| | | | | |
| | | | | |
| | | | | |
| | | | | |
| | | | | |
| | | | | |
| **Gesamt:** | | | | |

| Snacks: | KCAL | KH | EW | FETT |
|---|---|---|---|---|
| | | | | |
| | | | | |
| **Gesamt:** | | | | |

| Abendessen: | KCAL | KH | EW | FETT |
|---|---|---|---|---|
| | | | | |
| | | | | |
| | | | | |
| | | | | |
| | | | | |
| **Gesamt:** | | | | |
| **TAG Gesamt:** | | | | |

6:00
7:00
8:00
9:00
10:00
11:00
12:00
13:00
14:00
15:00
16:00
17:00
18:00
19:00
20:00
21:00
22:00

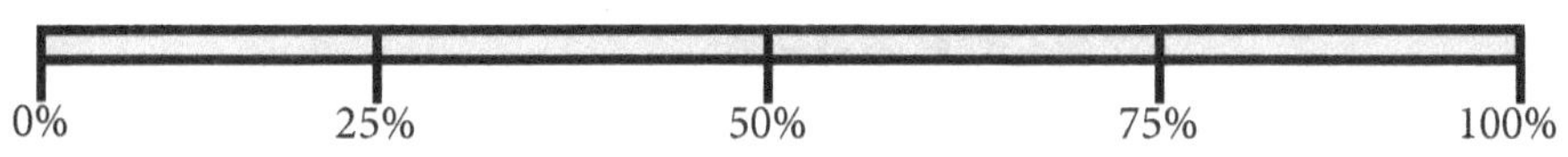



## BEWEGUNG/GEIST/SEELE:

| | SET / REPS / DISTANZ | DAUER |
|---|---|---|
| | | |
| | | |
| | | |
| | | |
| | | |
| | | |
| | | |
| | | |
| | | |

## DAS LIEF HEUTE GUT:

## DAS KÖNNTE BESSER GEHEN:

## NOTIZEN ZUM TAG:

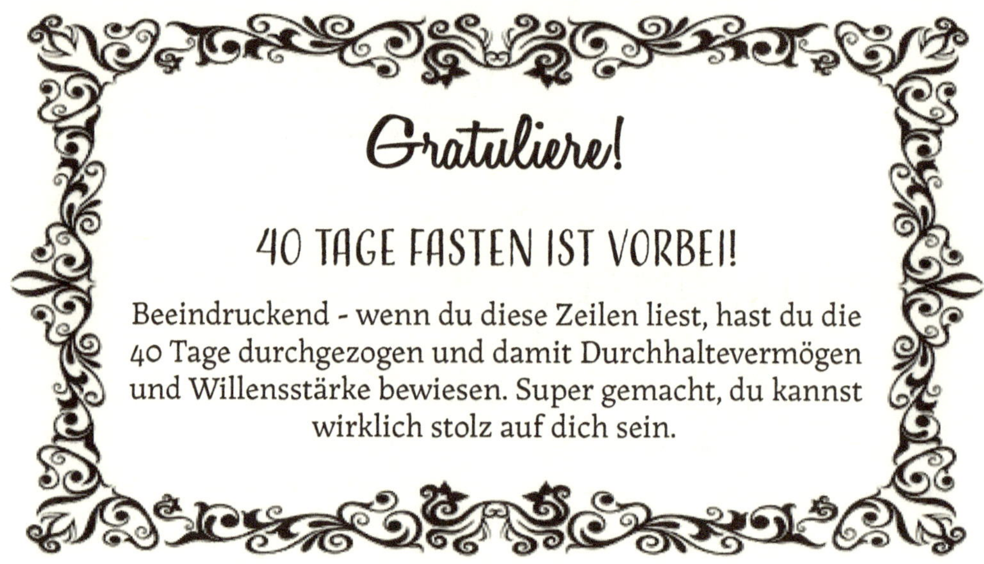


# Tipp Nr. 5

## BEHALTE EINIGE GEWOHNHEITEN BEI

Mein letzter Tipp ist gleichzeitig auch mein Abschlusswort, denn du hast die 40 Tage bewältigt. Wunderbar. Jetzt solltest du aber nicht gleich wieder alle neu gewonnenen Erkenntnisse und antrainierten Gewohnheiten über Boot werfen, sondern übernimm einige auch zukünftig in deinen Alltag. Nun fällt es dir leichter Gewohnheiten direkt in deinen Leben zu integrieren und das solltest du auch machen.

Ich hoffe du hattest viel Erfolg und Spaß mit diesem 40 Tage Fastenprotokoll. Ich wünsche dir auch weiterhin viel Erfolg mit deinen zukünftigen Projekten.

So waren die letzten 40 Tage:

..................................................................................................
..................................................................................................
..................................................................................................
..................................................................................................
..................................................................................................
..................................................................................................
..................................................................................................
..................................................................................................
..................................................................................................
..................................................................................................
..................................................................................................
..................................................................................................
..................................................................................................
..................................................................................................
..................................................................................................
..................................................................................................
..................................................................................................

Platz für ein Foto

# Platz für Notizen:

IMPRESSUM:
Published by:
stefan.niedermuehlbichler@gmx.at
Niedermühlbichler Stefan
Mariahilfstraße 1
6020 Innsbruck
Austria